Los hábitos del sueño

Los hábitos del sueño

Dra. Nuria Roure

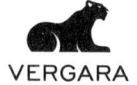

VERGARA

Papel certificado por el Forest Stewardship Council®

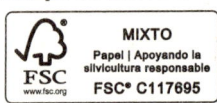

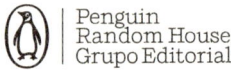

Primera edición: junio de 2025

© 2025, Nuria Roure Miró
© 2025, Penguin Random House Grupo Editorial, S. A. U.,
Travessera de Gràcia, 47-49. 08021 Barcelona

Penguin Random House Grupo Editorial apoya la protección de la propiedad intelectual. La propiedad intelectual estimula la creatividad, defiende la diversidad en el ámbito de las ideas y el conocimiento, promueve la libre expresión y favorece una cultura viva. Gracias por comprar una edición autorizada de este libro y por respetar las leyes de propiedad intelectual al no reproducir ni distribuir ninguna parte de esta obra por ningún medio sin permiso. Al hacerlo está respaldando a los autores y permitiendo que PRHGE continúe publicando libros para todos los lectores. De conformidad con lo dispuesto en el artículo 67.3 del Real Decreto Ley 24/2021, de 2 de noviembre, PRHGE se reserva expresamente los derechos de reproducción y de uso de esta obra y de todos sus elementos mediante medios de lectura mecánica y otros medios adecuados a tal fin. Diríjase a CEDRO (Centro Español de Derechos Reprográficos, http://www.cedro.org) si necesita reproducir algún fragmento de esta obra.
En caso de necesidad, contacte con: seguridadproductos@penguinrandomhouse.com

Printed in Spain — Impreso en España

ISBN: 978-84-10467-21-7
Depósito legal: B-6.265-2025

Compuesto en Llibresimes, S. L.

Impreso en Romanyà Valls, S. A.
Capellades (Barcelona)

VE 6 7 2 1 B

*A mis lectores,
que confían en dormir bien*

ÍNDICE

1. El porqué de este libro 11
2. Deja de engañarte 17
3. Anatomía de una «noche en negro» 32
4. El sueño de dormir bien 49
5. Lo que haces para dormir posiblemente produce insomnio 66
6. Quince hábitos para dormir bien (que quizá no hayas implementado) 85
7. Si ya sabes lo que has de hacer, ¿por qué no lo haces? 119
8. Convierte tus necesidades y deseos en motivaciones 137
9. Más allá de la motivación 155
10. Las emociones del mal dormir 175
11. La carrera de fondo del descanso 190

12. Nunca es tarde para un buen descanso 205
13. Detén el autosabotaje 219
14. ¿Y si esto en tu caso (no) sirve? 230
15. Sigue el método Roure 243
16. Empieza ahora a dormir mejor 263

Agradecimientos 269

1

El porqué de este libro

Cuando decidí escribir este, mi segundo libro, me tomé un tiempo para pensar sobre la temática. Con tantos ensayos escritos sobre el sueño, me preguntaba qué podría aportar nuevo. Con esta reflexión, comencé a analizar las circunstancias en las que mis pacientes tenían mayores dificultades para conseguir su objetivo de dormir mejor. Tras este periodo de análisis, llegué a una conclusión clara.

En mi libro anterior, puse todo mi conocimiento sobre la mesa y presenté el Método Roure (antes llamado DDV), el cual llevo aplicando con mis pacientes durante más de quince años. Los seis pasos del método son extremadamente efectivos. Muchas personas me han contactado a lo largo de los años para agradecerme por compartir esta información.[1] A menudo, tan solo siguiendo las pautas allí

---

1. Más información sobre los testimonios y la efectividad del método Roure está disponible en: <www.nuriaroure.com/pfd>.

descritas, es más que suficiente para recuperar el descanso. Sin embargo, he podido observar un patrón recurrente: aunque el método funciona cuando se lleva a la práctica, no todas las personas se sienten capaces de aplicarlo.

Con frecuencia, cuando decidimos hacer un cambio en nuestra rutina, nos resulta imposible mantenerlo. Nos falta motivación o, con el tiempo, las cosas de la vida se cruzan en nuestro camino y dejamos de hacer lo que sabemos que nos ayudaría a dormir mejor. En muchas ocasiones, abandonamos antes de ver resultados. Otras veces, surge una nueva variable que nos desvía de nuestro objetivo. Cualquier intento por dormir mejor se verá truncado sin una base sólida que sostenga en el tiempo los cambios implementados. Esta base debe permitirnos adaptarnos a las circunstancias y mantener las rutinas saludables que hemos elegido. Pero ¿de qué base estoy hablando? Se trata, precisamente, de nuestra forma de construir los hábitos del sueño.

Un hábito no es más que un comportamiento, a menudo de apariencia insignificante, que se repite en el tiempo, generando un gran impacto a largo plazo. Para que una acción se considere un hábito debe repetirse hasta volverse casi automática.[2] A nuestro cerebro le encanta ahorrar

---

2. Duhigg, Charles, *El poder de los hábitos: Por qué hacemos lo que hacemos en la vida y en el trabajo*, Barcelona, Penguin Random House, 2019.

energía, por lo que genera este tipo de patrones con facilidad. Los seres humanos somos expertos en crear rituales para todo. Por ejemplo, al llegar a casa de trabajar, repetimos una serie de acciones en el mismo orden: dejar las llaves en su lugar, quitarnos la chaqueta y colgarla, descalzarnos, etcétera.

Incluso las personas con una vida relativamente desorganizada tienen hábitos. Despertarse cada día a una hora diferente es, de hecho, un hábito. Un mal hábito. Dormir mal, salvo en los casos de patologías del sueño, también es un hábito. El insomnio suele comenzar por un motivo específico, pero se perpetúa por la repetición de malos hábitos que lo mantienen e incluso lo agravan.

Por lo general, la forma en la que construimos los hábitos no es la más efectiva para cuidar de nuestra salud. La mayor parte de las personas lo hacen de manera instintiva, lo cual era muy útil para sobrevivir al peligro en la época de las cavernas. Sin embargo, a medida que hemos ido evolucionando como especie, resulta evidente que necesitamos más herramientas. A nuestro instinto le preocupa más nuestra supervivencia que nuestro bienestar a largo plazo. Es este el que nos haría comer hasta caer exhaustos porque al día siguiente quizá no consigamos comida. El mismo que, cuando vivimos una situación de tensión, nos mantiene despiertos para que podamos reaccionar frente al peligro, aunque este sea imaginario o inconsciente.

El instinto es maravilloso para mantenernos con vida, pero cuando buscamos el bienestar y queremos generar hábitos saludables, quizá no sea el más indicado para tomar nuestras decisiones. Por suerte, gracias a la ciencia sabemos cuáles son los hábitos que debemos cambiar para dormir mejor. Solo queda, ahora sí, implementarlos.

Si te consideras de esos que «ya saben lo que deben hacer para dormir mejor», pero no consiguen ponerlo en práctica, lo que estás a punto de descubrir te encantará. A lo largo de las siguientes páginas, aprenderemos cómo se generan nuestros hábitos, cómo elegir los que son más beneficiosos para tu descanso y el de tu familia, y cómo llevarlos a cabo con éxito, aunque tu fuerza de voluntad brille por su ausencia.

Es posible que, si estás leyendo este libro, tú mismo o una persona cercana tenga problemas con el sueño. Quizá ya hayas leído muchos libros e incluso consultado a expertos sobre el tema, o tal vez sea tu primer contacto con esta materia. En cualquier caso, te invito a leer con curiosidad y mente abierta, dispuesto a descubrir nuevas herramientas y, sobre todo, a ponerlas en práctica.

También debo advertirte que este no es un método rápido que funcione sin esfuerzo alguno por tu parte. Aunque es posible que percibas cambios positivos desde el primer momento, lo más probable es que tardes cierto tiempo en ver los efectos. Y lo más importante: debes comprometerte con tu hábito de dormir mejor. Para quienes buscan una fórmula instantánea, ya existen las pastillas, aunque a largo plazo no las recomiendo, y menos sin supervisión médica, pero de ellas también hablaremos. Por ahora solamente diré que, en lugar de resolver el problema, lo cubren durante un tiempo y no sin consecuencias negativas.[3] Atajar de raíz lo que produce nuestro mal dormir requiere más dedicación, pero nos garantiza efectos a largo plazo. Y eso es lo que queremos lograr.

¿Alguna vez tuviste un vecino o un familiar que estuviera empezando a tocar un instrumento? Los primeros ensayos suelen resultar desgarradores. Quizá incluso hayas pasado por ello tú mismo. Todo es incómodo, suena horrible, te surgen muchas dudas, piensas que será imposible conseguirlo, etcétera. Sin embargo, con la práctica, día tras día, vas desarrollando las habilidades que necesitas para conseguirlo. Por fin, llega un punto en el que tocar resulta tan sencillo como respirar. Una vez has aprendido,

---

3. Kripke, Daniel F., *et al.*, «Hypnotics' association with mortality or cancer: a matched cohort study», BMJ Open, vol. 2, n.º 1 (27 de febrero de 2012), e000850. doi: 10.1136/bmjopen-2012-000850. PMID: 22371848; PMCID: PMC3293137.

incluso años más tarde recordarás cómo hacerlo, porque es un conocimiento que se ha integrado en tu cuerpo. La única manera de no lograrlo es dejar de practicar antes de llegar a ese punto... o seguir los pasos incorrectos.

Generar nuevos hábitos para el buen dormir es muy similar. Veremos qué debes practicar con exactitud y las pautas para que sea lo más fácil posible, sin depender únicamente de la motivación y la disciplina para alcanzar tus objetivos diarios. Para maximizar los resultados, te recomiendo que leas este libro tomando notas, completando los ejercicios y aplicando lo aprendido conforme avances en cada capítulo.

A partir de aquí, nos adentraremos en los detalles prácticos. Siguiendo mis indicaciones, construirás hábitos que, con el tiempo, mejorarán tu descanso de forma sostenible. Cada capítulo te proporcionará herramientas y estrategias específicas para este propósito. Con paciencia y constancia, los beneficios se harán evidentes. Estoy segura de que dormir mejor es posible para ti. ¿Te imaginas cómo sería tu vida si, además, conseguirlo fuera fácil?

2

Deja de engañarte

Seguro que has notado que más allá de los despistes y los dolores de cabeza, dormir mal tiene consecuencias en todas las áreas de tu vida. La falta de descanso afecta directamente a la amígdala, el centro de nuestras emociones, y a la corteza prefrontal, que regula el pensamiento lógico.[4] No dormir bien hace que no lleguemos a la última fase de sueño, la REM, que es la que regula nuestro estado emocional. Además, la privación de sueño interfiere con nuestra capacidad de recordar y concentrarnos.

Las últimas horas de sueño son vitales para la reparación mental, por lo que dormir solo cinco o seis horas deteriora con rapidez nuestro rendimiento cognitivo y nuestra memoria. Por último, la fatiga y el cansancio que

4. Walker, Matthew, *Why We Sleep: Unlocking the Power of Sleep and Dreams*, Scribner, 2017.

acompañan a la falta de sueño aumentan de forma significativa el riesgo de accidentes, tanto en la carretera como en el entorno laboral.[5] ¿Cuántas caídas y atropellos se podrían haber evitado si tuviéramos los hábitos del sueño de nuestros antepasados? ¿Sabías que en los últimos cien años las horas de sueño de los países industrializados han disminuido? En concreto, hoy en día dormimos una media de una hora y media menos que nuestros bisabuelos. La somnolencia y la disminución de la alerta pueden hacer que reaccionemos más despacio y con menos precisión ante imprevistos, poniendo en peligro nuestra seguridad y la de los demás. Nos volvemos más lentos y torpes, y eso tiene consecuencias muy graves.

La falta de sueño también suele disminuir la libido, reduciendo el deseo de relacionarte con los demás, incluida tu pareja, y retrasando el tiempo para alcanzar el orgasmo. La cantidad de matrimonios que se habrán separado por los malos hábitos del sueño son con toda seguridad incontables.

Suma y sigue: al disminuir tu concentración y tu atención, también se reduce tu rendimiento en el trabajo, lo cual antes o después acaba pasando factura a nivel laboral.

5. Connor, Jennie, *et al.*, «Driver sleepiness and risk of serious injury to car occupants: population based case control study», *BMJ*, vol. 324, n.º 7.346 (11 de mayo de 2002).

Muchas de las personas que entran en mis programas se quejan de que tienen falta de sueño por problemas económicos, pero no quieren ver que si duermen mejor serán capaces de tener mejores empleos con mejores sueldos.

Dormir mal también descontrola tu ingesta de alimentos, lo que aumenta la tendencia a picar entre horas durante el día e incluso a asaltar la nevera por la noche, como les pasa a muchos. No es extraño entre mis alumnos que los que llevan luchando tiempo contra el sobrepeso empiecen a conseguir más rápidamente sus objetivos al mejorar su descanso nocturno.

Además, si vamos un poco más allá, resulta obvio que estas consecuencias no se limitan solo a ti; afectan también a quienes te rodean. Si no lo están haciendo ya, más pronto que tarde la irritabilidad y el enfado que sientes impactarán en tu familia y en las personas que más te quieren. Muchos de mis alumnos y pacientes vienen a mí ya en esa tesitura.

Por ejemplo, cuando llegó a mi consulta, Marta me contaba que cada mañana se despertaba irritada y con una sensación de agotamiento que no desaparecía. Aunque tardaba en dormirse, creía que estaba descansando lo suficiente, pero durante el día se sentía como una olla a presión a punto de estallar. Su marido, Juan, y sus dos hijos, Laura y Pablo, pronto empezaron a notar los cambios en ella. Las discusiones se volvieron más frecuentes y, en cuestión de meses, Marta se encontraba a menudo gritando por cosas insignificantes, como los juguetes tirados en el suelo o la ropa sucia fuera del cesto.

Una mañana, después de una noche especialmente mala, Marta perdió los estribos cuando su marido por accidente derramó el café en la mesa del desayuno. Gritó y lloró. Su frustración se desbordaba mientras sus hijos la miraban con los ojos llenos de miedo y confusión. La culpabilidad la invadió al ver el daño que les estaba causando. Pero a pesar de sus esfuerzos por disculparse y recomponer su actitud, la irritabilidad persistía día tras día.

Las noches sin descanso afectaron a su capacidad para concentrarse en el trabajo, y empezó a cometer errores que nunca había cometido. Sus jefes comenzaron a notar su falta de productividad y la tensión creció aún más. Pero lo que más le dolía a Marta era la distancia que se creaba entre ella y su familia. Juan intentaba ser comprensivo, pero también estaba al límite, y sus hijos, que solían correr para abrazarla al llegar del trabajo, ahora la evitaban, temerosos de sus reacciones impredecibles.

Una tarde, mientras estaba sentada en la habitación de Laura, observando cómo la niña jugaba sola en silencio sin querer mirarla, Marta se dio cuenta de lo que se estaba perdiendo. Fue en ese momento cuando supo que tenía que hacer algo y se decidió a buscar ayuda.

«Lo que me sabe peor no es estar irritable o no concentrarme, sino que también sea algo que les afecte a las personas a mi alrededor, a mis hijos, a mi pareja, a mis padres. No me siento bien conmigo misma», me dijo.

¿Te suena de algo? ¿Qué precio estás pagando por seguir durmiendo mal? Muchas veces pensamos que todo está bien, que estamos durmiendo lo suficiente, que con cinco o seis horas nos basta. Es más importante conseguir «llegar a todo». Es ahí cuando caemos en la trampa. La falta de sueño se introduce poco a poco en tu día a día y en tu percepción de la realidad casi sin que te des cuenta. Probablemente en los días en que no duermes bien, ya notes un efecto directo en la calidad de tu rutina. Esto suele llevar tanto a una pesada tensión con tus seres queridos y compañeros de trabajo como a conflictos internos contigo mismo.

¿Y qué pasa cuando nos dicen: «Vámonos un fin de semana»? Tu pareja, tus amigas o tus amigos te proponen una escapada, y en lugar de emocionarte y decir «¡Qué bien! ¡Vamos a disfrutarlo!», ya estás pensando «¿Y cómo dormiré fuera de casa?». Te preocupa cómo estarás al día siguiente si no duermes bien. Además, si ya estás tomando fármacos para dormir, esa dependencia puede hacerte buscar excusas para no ir, a veces por vergüenza de que los demás lo descubran.

Sin embargo, dormir poco no solo afecta a corto plazo. A largo plazo, las personas que tienen problemas para descansar suelen tener una esperanza de vida más corta y experimentar un envejecimiento prematuro. Por lo tanto, si crees que estás «perdiendo tiempo» al dormir, puedes quitarte esa idea de la cabeza: descansar es una inversión directa para tu bienestar y para aumentar tus años de vida.

Además, por un lado, las personas que duermen poco o mal tienen una mayor predisposición a desarrollar enfermedades graves como problemas cardiovasculares, hipertensión, diabetes, obesidad, cáncer, y deterioros cognitivos como el alzhéimer. También son más propensas a sufrir trastornos mentales como la ansiedad y la depresión. Diversos estudios demuestran que todas estas enfermedades están fuertemente vinculadas con los problemas de sueño.[6]

Por otro, descansar bien tiene un efecto dominó muy positivo: te ayuda a despertarte con más energía y vitalidad, mejor humor y un pensamiento más positivo, lo que facilita el cultivo de hábitos más saludables. Como consecuencia, gracias a una buena rutina de hábitos tanto diur-

---

6. Institute of Medicine (US) Committee on Sleep Medicine and Research, «Extent and Health Consequences of Chronic Sleep Loss and Sleep Disorders», en Colten, Harvey R. y Bruce M. Altevogt, eds., *Sleep Disorders and Sleep Deprivation: An Unmet Public Health Problem*, Washington D. C., National Academies Press, 2006.

nos como nocturnos, podemos mejorar nuestro sueño y nuestra calidad de vida, lograr un envejecimiento más saludable y disfrutar más de nuestros días.

Y volviendo a la pregunta del inicio, una que hago de forma habitual en mis talleres: ¿qué precio estás pagando por seguir durmiendo mal? La escalofriante respuesta es esta: no vivir de verdad. Sin el correcto descanso no se vive, se sobrevive.

Y es que las personas que sufren trastornos del sueño a menudo dejan de vivir por él, permitiendo que su vida gire en torno a este problema. Sin embargo, el sueño puede (y debe) ser el vehículo que nos permita disfrutar de nuestros días. Tener siempre el tema del sueño en la cabeza, rumiar «Necesito dormir, necesito dormir y no puedo», puede llevarnos a obsesionarnos con el sueño cuando no dormimos bien.

Además, es una de las afecciones con más tendencia a ignorarse, con la esperanza de que se pase sola. La mayoría de las personas que lidian con problemas de sueño ni siquiera piden ayuda. Solo un 5 por ciento de los que duermen mal buscan asistencia, y esto se debe a que, en parte, sabemos que si vamos al médico la solución que nos propondrá no nos gustará. En España, el sistema de salud tiende a recurrir a los fármacos y, aunque pueden ser efectivos a corto plazo, no abordan la raíz del problema. Los medicamentos no solucionan el origen del mal dormir, lo que es esencial para mejorar y mantener un buen sueño a largo plazo. Es decir, son simplemente un parche.

Para quienes duermen mal y aún no toman fármacos, lo más probable es que en poco tiempo terminen recurriendo a ellos. Es posible que si llevas un tiempo durmiendo mal pienses: «A mí no me pasará». Lamento decirte que las estadísticas están en tu contra. ¿Por qué? Porque cuando el sueño no mejora, tiende a empeorar. No es algo que «mejorará con el tiempo». No, no mejorará; siempre va a peor. Y debido a la desesperación que sentimos al no poder dormir bien, terminamos recurriendo a los fármacos, cuando habría sido del todo innecesario.

Habitualmente empezamos con suplementos, ya que nadie quiere depender de medicamentos: melatonina, pasiflora, infusiones duerme bien... Pero llega un momento en el que, debido a lo mal que lo pasamos, nos aferramos a cualquier cosa que prometa ayudarnos a dormir. ¿Y luego qué? Con el tiempo, los fármacos dejan de funcionar y nos sentimos dependientes de ellos. Si la falta de sueño ya nos limita, la dependencia de los fármacos lo empeora. Así, acabamos con tres problemas: la dificultad para dormir, la dependencia al fármaco y las consecuencias negativas de su consumo.

Muchas personas han dejado las pastillas porque se

dan cuenta de que de repente ya no les hacen efecto, pero tampoco consiguen dormir mejor. Este hecho para nada resulta sorprendente. No dormir bien es un hábito y, como todos los hábitos, cuanto más lo practicas más lo perpetúas, entrando en un círculo vicioso.

Antes de seguir, permíteme darte algunos datos. Más de la mitad de la población española no está satisfecha con su sueño. Solo en España, hay doce millones de personas que sufren alteraciones del sueño. Casi todo el mundo ha pasado alguna temporada durmiendo mal o conoce a alguien cercano que no descansa de forma adecuada. Esto entraña un peligro: la normalización de los trastornos del sueño.

En nuestro intento por ignorar la situación, a menudo caemos en la trampa de normalizar el dormir poco. Pensamos: «Me voy a dormir tarde, pero no pasa nada», «Duermo poco, pero voy tirando». Sin embargo, esta actitud solo permite que el problema siga empeorando, cuando podría haber tenido una solución más sencilla y saludable mucho antes. Por eso, es imprescindible dejar claro este concepto: que una situación sea frecuente no quiere decir que sea normal. Ocurre algo parecido con el estrés, como cada vez es más frecuente, lo estamos normalizando. Normalizar la falta de sueño es una forma de ver el descanso que nos reportará consecuencias muy negativas a la larga, tanto a nivel individual como a nivel social.

Recuerdo que cuando éramos pequeños, mis hermanos y yo veíamos en casa que mis padres tenían problemas para dormir. Yo crecí en ese ambiente y me parecía algo normal. Nos reíamos de los ronquidos de mi padre. Tanto él como mi madre tenían dificultades con el sueño: él por los ronquidos y ella porque estos no la dejaban dormir. Mi padre era roncador y yo pensaba que todos los hombres roncaban. Incluso nos hacía gracia oírlo roncar, porque pensábamos: «Ay, ¡qué bien duerme!».

En cambio, mi madre no podía conciliar el sueño. Era una emprendedora y empresaria, con negocios y tres hijos en casa, y pasaba las noches en vela. Como puedes imaginar, los ronquidos de mi padre no la ayudaban en absoluto. Pobre mujer. Pero yo nunca la oí quejarse de que no dormía, así que lo veía como algo muy normal.

Ignorábamos que aquello que nos hacía tanta gracia a mi hermana y a mí podría haberle costado la vida a mi padre. Ahora está tratado con una CPAP porque padecía el síndrome de apnea obstructiva del sueño, pero de no haberlo detectado a tiempo le podría haber causado un ataque al corazón. Y mi madre tampoco estaba dando el cien por cien de ella al día siguiente. Aun así, tiraba para delante y sobrellevaba la casa, las tiendas... Luego llegó mi hermano pequeño, quien tampoco dormía bien y al que le costó mucho adquirir un buen ritmo de sueño. Recuerdo pasar las noches meciéndolo en brazos para dormirlo. Todos ellos padecían problemas de sueño graves que podrían haber tenido consecuencias muy negativas de no haberles puesto solución.

El tema del descanso en los niños también lo trataremos más adelante. Está completamente normalizado que los bebés no duerman bien, cuando en realidad en muchos casos solo están adquiriendo un mal hábito de sueño por el desconocimiento de sus padres. El caso es que, durante mucho tiempo, en mi familia, formada por cinco miembros, solo mi hermana y yo dormíamos bien. Aunque en realidad, mi hermana tenía tendencia al retraso de fase, es decir, aunque dormía bien, le entraba el sueño varias horas más tarde de lo que habría sido recomendable. Así que casi solo me salvaba yo.

Yo creía que era lo habitual. Que me había salvado de milagro. Pero cuando ya empecé la carrera de Psicología y aprendí un poquito sobre lo que era la conducta del sueño, me di cuenta de lo importante que es dormir. Mencionaba ya en mi primer libro que existe un trastorno del sueño de carácter genético llamado insomnio fatal familiar en el que la persona por causas genéticas duerme cada vez menos sin remedio, hasta que le llega la muerte, tras un tiempo que no supera los once días sin dormir.

Siendo algo que hacemos a diario, es fácil restarle importancia, caer en el engaño de la normalidad, cuando «común» y «normal» son conceptos completamente diferentes. Aunque es más común de lo que debería, tener problemas de sueño no es normal. Ni debería serlo.

Al ser consciente de esto, comencé a formarme sobre el sueño. Quería saber más y busqué a las personas que en aquel momento eran expertas en el campo: los médicos especializados en la medicina del sueño. Pasé más de dos años formándome con ellos. Sin embargo, dentro de este campo había un enfoque predominante en el tratamiento farmacológico: pastillas, pastillas y más pastillas. Como psicóloga, me di cuenta de que, aunque estas funcionaban al principio, había un problema subyacente que no abordaban. Al resignarnos a dormir mal o a hacerlo medicados estamos viviendo por debajo de nuestras posibilidades. No damos lo mejor de nosotros mismos. Nos conformamos con vivir a medio gas.

Muchas personas creen que su problema es genético o simplemente una cuestión de edad, y creen que ya no hay nada que hacer. No obstante, a diario veo historias como la de Conchi, quien con sesenta y nueve años ha logrado transformar su sueño. Pero no adelantemos acontecimientos, ya hablaremos de esto más adelante.

Llevo muchos años ayudando a las personas a dormir bien. Probablemente lo hayas intentado todo: fármacos, psicólogos, médicos, neurólogos, libros, yoga, meditación. Si estás leyendo esto, tal vez sea porque nada te ha funcionado. En los próximos días te daré una nueva oportunidad, una nueva forma de mejorar tu vida.

Y empezaremos en este segundo capítulo con un pequeño ejercicio.

Dedica un momento para pensar y responder las siguientes preguntas:

- ¿Qué es lo peor que te está pasando por no dormir bien?
- ¿Qué consecuencias tendrás si no empiezas a descansar mejor? En tu salud, tu familia, tus relaciones, tu carrera profesional... Reflexiona sobre ello.
- ¿Para qué quieres dormir mejor? ¿Cómo mejorará tu vida cuando lo hayas conseguido?
- ¿Para quién quieres dormir mejor? ¿Cómo afectará a las personas que tienes a tu alrededor que consigas tu objetivo?

Quiero que seas bien consciente de por lo que estás luchando. Porque es la primera palanca que vamos a utilizar para propulsar tu motivación y que, de una vez por todas, consigas dormir mejor.

Ahora bien, sabiendo lo que está en juego, puedes

abordar este libro de diferentes maneras. Puedes leerlo de una pasada con una actitud de «Voy a ver qué me cuenta Nuria, pero seguro que ya lo sé todo. No aprenderé nada nuevo». Este tipo de personas vienen con una mentalidad rígida, buscando confirmar sus propias creencias. ¿Te ha pasado esto alguna vez? Sobre todo, cuando dormimos muy mal, nos suele ocurrir esto. Pero esa persona no eres tú, solo es tu versión insomne.

Otra forma de abordar esta lectura es querer acaparar conocimiento y encontrar la fórmula mágica. Esa actitud de «Voy a leerme otro libro más para mejorar mi sueño, que seguro que aprendo el truco que me hará dormir bien sin esfuerzo». Estas personas toman muchos apuntes, se inscriben en cursos, leen, escuchan pódcast, pero como para conseguir resultados hay que pasar realmente a la acción, no suelen obtenerlos. Tienen el conocimiento, pero les falta dar el paso... porque en realidad no quieren darlo.

Hablaremos más sobre esto en el próximo capítulo, pero antes déjame presentarte la última forma de leer este libro, que es pensar: «Voy a ver qué me dice Nuria. No me generaré expectativas, pero estoy comprometido con mi propósito y dispuesto a aprender y a aplicar lo que sea necesario para cambiar mi vida, mejorar mi sueño y vivir mejor».

Te invito a adoptar esta última mentalidad, la de la mente abierta y dispuesta a generar un compromiso, clave para conseguir todo lo que te propongas y es de lo que vamos a hablar. No pasa nada si ahora mismo te sientes paralizado. Lo importante es el deseo de cambiar. Pero no solamente con la boca pequeña, sino un anhelo profundo de conseguir eso que has escrito hace un momento. Veamos cómo salir de esta parálisis.

Y para reafirmar tu compromiso, te invito a que lo escribas, lo firmes y lo coloques en un lugar visible. Puedes ser algo como esto:

> Yo, _____ [inserta tu nombre], me comprometo a transformar mis hábitos del sueño para mejorar mi vida, recuperar mi energía y disfrutar de mis días.
>
> [Apunta aquí del uno al diez tu compromiso con este proceso]:
>
> Firma:

Hacer público un compromiso es una gran forma de mantenerse constante en él. Por eso, cuando hayas firmado el tuyo, compártelo en redes sociales y etiquétame para que pueda verlo en @dra.nuriaroure.

Me encantará saber que has dado el primer paso para mejorar tu descanso.

3

Anatomía de una «noche en negro»

La primera vez que sufrí insomnio en mis propias carnes me estaba preparando para las oposiciones de Psicología de la Generalitat. Después de una semana despertándome en medio de la noche, dando vueltas por la cama y pasando días y días con la energía por los suelos, empecé a plantearme que quizá tenía un problema. Ahí vino el terrible pensamiento, ese que acude a todos los hijos de insomnes, en especial a las mujeres, cuando metemos por primera vez los pies en las turbulentas aguas de las noches en vela: «Ya está, la genética. No he podido escapar de ella».

Entre mirada y mirada hacia el reloj, mientras me preguntaba cuándo acudiría Morfeo por fin a visitarme, en mi mente se aparecían recuerdos de mi madre quejándose por haber pasado otra mala noche, entremezclados con pensamientos intrusivos sobre lo poco que me cundiría el estudio al día siguiente si no había dormido bien. Acompañada de mi amiga la autoexigencia, durante el día estudiaba mucho y mantenía la mente muy activa para retener toda la información, actividad que se trasladaba a la noche. Desde el momento en el que se apagaban las luces, empezaba la presión.

Sabía que necesitaba dormir para poder recordar, me lo estaba jugando todo a un solo examen. Sin embargo, cuanto más lo intentaba, peor me sentía y más despierta estaba. En más de una ocasión, llegué a pasar lo que yo llamo ahora «noches en negro». Una noche entera sin dormir, en la que te encuentras con todos tus demonios internos. Porque quien definió este concepto como «noche en blanco» no ha pasado una en su vida. Cuando pasas una noche en negro... realmente llegas a ver la vida con un tinte muy oscuro. Las cuatro paredes del cuarto parece que se te echan encima, si tienes alguien dormido al lado llegas a odiarlo profundamente por no compartir tu suerte, la mente parece disfrutar haciendo el recuento innumerable de todos los problemas habidos y por haber, te pasan por la cabeza imágenes catastrofistas de lo mal que estarás al día siguiente...

Cada noche, al ir a la cama, pensaba: «A ver cómo duermo hoy». Tuve que reducir mis expectativas y mi autoexigencia para poder dormir bien por la noche y que no le afectara a mi estudio. Solo entonces conseguí calmar mi mente y volver a centrarme en mis rutinas. A menudo, queremos ignorar que es nuestra autoexigencia lo que nos provoca el insomnio. Es más fácil atribuirlo a factores sobre los que no podemos ejercer control, como las hormonas, la edad o la genética. Si nos consideramos víctimas de estos factores, evitamos vernos en la situación de hacer un esfuerzo por cambiar. Sin embargo, darnos cuenta de que, en gran parte, nosotros mismos somos los causantes del problema requiere de altas dosis de responsabilidad y compromiso. Algo que no todo el mundo está dispuesto a asumir, pero que es la base para un cambio a largo plazo.

Por supuesto, en aquel momento no hice como debía los deberes. Recuperé mis hábitos del sueño, sí. Volví a dormir, siguiendo lo que había aprendido hasta el momento, pero al no haber trabajado la parte más importante, mi propia mente, años después, con la siguiente situación estresante, el insomnio volvió con mucha más fuerza.

En esa ocasión, el detonante fue el divorcio. Esta situación hizo que, de un día para otro, la vida que había planificado para mí ya no fuera la que viviría el resto de mis días. Hubo muchos cambios, de trabajo, de casa... Un divorcio implica reconstruir de nuevo desde la base. Mis estructuras mentales se tambaleaban sin remedio, tanto a nivel laboral como familiar, mientras yo intentaba sostener un edificio que se venía abajo. Este tipo de eventos son detonantes habituales de muchos de los trastornos de sueño que persisten a largo plazo. Accidentes, cambios drásticos familiares, mudanzas, etcétera.

La vida nos pide soltar, empezar de cero otra vez, replantearnos quiénes somos y qué queremos. Reconocer que las cosas no son para siempre. Aquella separación me hizo replantearme toda mi vida, un auténtico punto de inflexión sin el cual posiblemente no estarías leyendo estas páginas. Porque de aquel proceso de soltarlo todo y volver a construirlo nació el método Roure. Al tener cierto conocimiento de cómo funcionan los hábitos y ser consciente de lo que me estaba sucediendo, esta segunda etapa de insomnio fue completamente distinta.

Después de veinte años de experiencia con mis pacientes y después de sufrirlo nuevamente en mí, desarrollé esta metodología que hoy ya ha ayudado a miles de personas.

Cuando ocurren en nuestra vida este tipo de eventos nos impulsan a evolucionar. Así es como los seres humanos aprendemos, nos transformamos y generamos nuevas conductas, identidades y hábitos.

La pirámide del aprendizaje de Robert Dilts, una herramienta muy potente de la PNL (programación neurolingüística) inspirada en el trabajo de Gregory Bateson, puede ayudarnos a entender un poco mejor este proceso.[7]

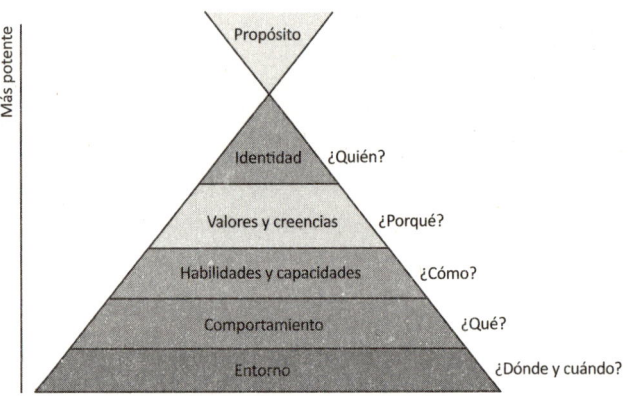

Figura 1. La pirámide de Dilts, una herramienta muy potente de la PNL.

Esta pirámide nos ayuda a comprender en profundidad cómo se producen los cambios y los aprendizajes en el ser humano.

En la parte más ancha de la pirámide, encontramos el entorno. Nuestro entorno inmediato, el lugar donde estamos, las limitaciones y los sonidos que percibimos, representa la parte más tangible de nuestra experiencia. Este entorno define el «dónde» y el «cuándo» de nuestras vi-

---

7. <https://upeldem.files.wordpress.com/2017/04/la-pire280a0mide-de-niveles-neurolc2a2gicos-de-dilts-y-el-para-quccca7.pdf>.

vencias. Si queremos modificar nuestros hábitos, por ejemplo, para dormir mejor, lo primero que suelen mirar los métodos tradicionales es el entorno. Si hay ruidos por la noche, demasiada luz, si las sábanas están limpias, etcétera.

En el siguiente escalón, se encuentra nuestro comportamiento. Según los cambios de nuestro entorno, aprendemos a comportarnos de cierta manera o a modificar nuestras acciones. Es lo que se llama modelaje, aprendemos por imitación de las personas referentes para nosotros, nuestros padres, profesores... Sin embargo, nuestro comportamiento no es una simple imitación de nuestro entorno; está influenciado por algo más profundo dentro de nosotros: todos los aspectos de la pirámide que se sitúan por encima, como mis capacidades, mis creencias, cómo me identifico... Avanzar un primer paso en el desarrollo de los hábitos para el buen dormir sería empezar a cambiar nuestras conductas.

Por ejemplo, levantarnos siempre a la misma hora, dejar el teléfono fuera de la habitación o utilizar la cama únicamente para dormir serían cambios de conducta. De hecho, la mayoría de la información sobre el sueño que podemos encontrar se detiene en este punto de la pirámide. ¿Qué sucede? Cuando nos enfocamos en las conductas sin atender los escalones superiores es mucho más difícil que los hábitos se mantengan en el tiempo. A la primera de cambio, volverás a levantarte a las diez el domingo, hacer *scroll* en Instagram hasta las tres de la madrugada o trabajar desde la cama con el ordenador.

Aquí es donde entran las habilidades y las capacidades, que podrían describirse como las herramientas con las que operamos. Además de por el entorno presente, estas habilidades se crean a partir de nuestros recuerdos del pasado, es decir, incorporan todo lo que hemos aprendido a lo largo de nuestra historia personal y responden a «cómo» hacemos las cosas y si nosotros nos vemos capaces de poder llevarlas a cabo. Veremos esta parte con detenimiento más adelante, pero, por ahora, ten en cuenta que cuando repites una acción muchas veces, como, por ejemplo, levantarte a la misma hora, desarrollas la capacidad de hacerlo. De igual forma, si todas las mañanas le das al botón de retrasar la alarma... Ya imaginas.

Si miramos el siguiente escalón, por encima de las habilidades (o inhabilidades) que hemos desarrollado, encontramos nuestros valores y creencias, de los cuales surge nuestra programación interna y motivacional. Este nivel trasciende el «cómo» y el «qué» para adentrarse en el «porqué». Nuestros valores y creencias nos indican qué es importante para nosotros y, por ende, guían nuestras acciones y decisiones. Es decir, si algo sucede en mi realidad, mis creencias influirán en mi interpretación de ese evento. ¿Qué creo que provocará? ¿De dónde pienso que proviene? ¿Qué significa para mí?

Si mi creencia es «Nada me servirá porque ya uno de mis padres dormía mal», esta hará que me resigne y siga durmiendo como hasta ahora.

Si paso una noche en negro y creo que es el inicio de una larga etapa de insomnio, que los problemas de sueño llegan inevitablemente con la edad y que eso significa que dejaré de rendir en el trabajo y perderé el puesto... ¿Qué tipo de pensamientos tendré? Probablemente no muy positivos. Pero si creo que es un evento puntual, que a todo el mundo le pasa alguna vez y que significa que esa noche tengo más tiempo para estar conmigo y relajarme mientras todo está en silencio, la historia cambia. Hay un libro titulado *Si lo crees, lo creas*, de Brian Trace, que no puede ser más acertado. Nuestros valores y creencias son lo que es importante para nosotros. No son solamente pensamientos racionales, sino que además generan una respuesta emocional que afecta a nuestras decisiones y comportamientos... y, por lo tanto, a lo que creamos en nuestra vida.

Y luego está el nivel de identidad, que responde a la pregunta de «¿quién?». ¿Quién cree?, ¿quién sabe?, ¿quién hace?, ¿quién experimenta? Este nivel va más allá de nuestras creencias y se adentra en el sentido más profundo de nuestra existencia: quién soy y cuál es mi propósito en este mundo. Nuestro entorno, nuestros hábitos, nuestras habilidades y nuestras creencias pueden moldear nuestra identidad, pero también ocurre lo contrario: nuestra identidad puede influir en los escalones inferiores de la pirámide. Si creo que soy una persona fuerte, saludable y resiliente, mis acciones y decisiones serán distintas a las de alguien que se percibe como víctima, impotente o no merecedora.

Si me identifico como una persona insomne, me costará mucho cambiar mis hábitos del sueño mientras siga resignada a pensar esto.

Más allá de la identidad, existe un nivel aún más profundo que nos conecta con algo mayor que nosotros mismos. Aunque somos individuos, formamos parte de una familia, una comunidad, una profesión, e incluso de la humanidad y del planeta. Este nivel, que Dilts denomina «el propósito», responde a la pregunta de «para quién» o «para qué». Por eso, en el primer capítulo, antes de empezar a contarte todo esto, te he pedido que le des un propósito al cambio que quieres hacer. Porque cuando conseguimos cambiar la parte más alta de la pirámide, empiezan a modificarse en cascada los siguientes escalones. Por el mismo motivo, cuando nos suceden eventos inesperados que cambian nuestra vida en este nivel de propósito, es más fácil desmoronarse y que sea el punto de inicio en el desarrollo de trastornos del sueño. La pérdida de un familiar, una separación, un despido...

Por supuesto, nuestra realidad está compuesta de todos los diferentes niveles y rara vez un cambio afecta solamente a uno de ellos. Un suceso en el entorno puede desencadenar una creencia, que determina cómo actúo e incluso quién soy. Tomemos el ejemplo de la separación. Es algo que me trastocó el nivel más alto, el propósito. Pero también un valor principal como puede ser la familia. Al cambiar de casa y cerrar la clínica, también se vio afectado el entorno, que empezó a moldear mis rutinas diarias, mis hábitos y, por lo tanto, mis comportamientos. Eso tuvo un impacto en cómo veo el mundo, es decir, en lo que creo. Hasta llegar a quién soy... ¿Una doctora del sueño que no puede dormir?

Por fortuna, conocer este tipo de procesos a nivel cognitivo resulta de gran ayuda a la hora de superar ciertas situaciones. Puedes observar esas identidades a las que te estabas aferrando (soy madre de familia, soy dueña de una clínica, soy esposa de X persona) y soltarlas. Al hacerlo, te das cuenta de que nada es para siempre, de que ha llegado el momento de hacer un cambio en tu identidad. Esto te da una libertad tremenda, porque lo único que vas a tener siempre es a ti mismo. Por eso es importante construir una buena relación contigo, cuidarte, conocerte y desarrollar la autoconfianza.

Ahora bien, si todavía no has definido tu propósito, tu «para qué» y «para quién» vas a empezar a dormir mejor, te animo a que vuelvas al capítulo anterior y respondas a esas preguntas. Porque el siguiente paso del que hablaremos es de la identidad. Salvo honrosas excepciones, tendemos a empezar la casa por el tejado en la construcción de hábitos. Queremos conseguir unos resultados, tener algo específico, por ejemplo, dormir lo suficiente para levantarnos llenos de energía. Cambiamos todo lo que hacemos, esperando, algún día, ser la persona que ha cumplido ese objetivo.

Pero no todo es tener. Es cierto, en el mundo actual, tendemos a vernos atrapados en un ciclo interminable de obligaciones y actividades que llenan nuestra rutina. Pareciera que cuanto más hacemos, más tenemos, pero nos olvidemos del verdadero equilibrio: ser, hacer y tener. Vivimos en una cultura que valora la productividad por encima del bienestar. Las tareas urgentes, muchas de las cuales no son realmente importantes, ocupan gran parte de nuestro tiempo y energía. Estas tareas pueden ayudarnos a *tener* más, pero no necesariamente a *ser* más. Este desequilibrio deja un vacío que se hace más evidente cuando alguna de nuestras fuentes de motivación externa falla. ¿Qué pasa cuando pierdes el trabajo? ¿O cuando te jubilas? ¿O cuando esa actividad o esa persona que hasta ahora te ha motivado mucho empieza a perder su magia? Dejas de *hacer*. Es en este momento cuando llega una crisis de identidad, porque no tienes el apoyo del *ser*, que es lo que te da la fuerza para tirar adelante... y te sientes vacío por dentro.

Para dormir bien, y más allá, para vivir bien, debemos bajar de la acción a la presencia. Esto implica dejar de lado el control excesivo, la racionalidad extrema, y permitirnos vivir y sentir más. Es decir, en lugar de rumiar constantemente sobre el futuro y nuestros miedos, debemos centrarnos en el presente, en nuestro *ser*. Quizá eres de esas personas que ha probado a *hacer* de todo para dormir mejor, pero... ¿has probado a cambiar tu *ser*?

En mis programas a menudo les recuerdo a mis alumnos que el cambio duradero para dormir mejor se encuentra al hacer cambios desde dentro hacia fuera. Es necesario transformar nuestra identidad, nuestra presencia, para llegar a cambiar nuestras creencias, nuestras capacidades, nuestros hábitos y comportamientos y, por ende, el resultado que obtenemos.

Pero ¿cómo cambiamos nuestra identidad? El primer paso es alterar el foco que ahora tenemos puesto en conseguir resultados y depositarlo en la persona en la que nos queremos convertir. Sé que suena contraintuitivo, pero a menudo tenemos que dejar de perseguir «el premio» para permitir que este venga a nosotros. Eso es muy importante en el sueño, no podemos estar buscándolo, él debe venir a nosotros. Porque el sueño, cuanto más se busca, menos se encuentra. Hablaremos de esto más adelante.

Por otra parte, es fácil caer en el error de pensar que nuestra identidad nunca cambia, pero, como hemos visto, todos los escalones de la pirámide se ven afectados constantemente. De hecho, la forma en que nos apegamos a nuestra identidad puede ser un arma de doble filo. Tendemos a actuar conforme a la identidad que nos repetimos una y otra vez. Esta construye nuestros hábitos y, al mismo tiempo, nuestros hábitos refuerzan nuestra identidad. Es como cuando le damos al botón de posponer la alarma o no nos levantamos de la cama al oírla, entonces podemos pensar que somos perezosos o gandules, pero no es una cuestión de identidad, sino de conducta repetida. El problema es que estás repitiendo esta conducta de no levantarte a la hora indicada y al mismo tiempo desarrollas la identidad de «gandul». Si cambias la conducta y empiezas a despertarte con el despertador, tu identidad se modificará. «Mágicamente» te volverás responsable y proactivo. Lo pongo entre comillas porque ese cambio nada tiene de mágico. Se trata del impacto directo de nuestros hábitos sobre nuestras etiquetas mentales.

Cuando nos comprometemos a poner el foco en el *ser* (en eso que queremos ser), cada nivel de la pirámide puede convertirse en un recurso. Podemos buscar apoyo en nuestro entorno, realizar actividades que nos brinden una mayor sensación de bienestar... La manera en que usamos nuestro cuerpo y nuestra postura también puede ser un recurso o una limitación para transformar nuestra identidad. De hecho, dos personas pueden estar en el mismo entorno y reaccionar de manera completamente diferente según su identidad.

Por ejemplo, si creemos que somos insomnes por genética, es probable que esa identidad venga con toda una serie de creencias limitantes. Decir «Soy insomne» ya indica una sensación de que algo está mal. Si yo me identifico con ser insomne, actuaré y pensaré como tal. Además, el entorno también me identificará como insomne y me tratará como tal, reforzando aún más esa identificación. No vivimos aislados. Este tipo de creencias determinan nuestras acciones y el *feedback* que recibimos del entorno. Además, nuestro cerebro no quiere salir de nuestra zona de confort, no quiere gastar esa energía, por eso nos boicotea para que no salgamos de esa identidad que ya conocemos y a la que nos hemos acostumbrado.

Al elegir una nueva identidad, cuando decides no ser insomne, debes tener claro qué significa para ti y qué hábitos tendrá esa persona que quieres ser. Puedes empezar por pensar que no eres insomne, sino que llevas tiempo durmiendo mal. Lo que haces al pensar así es no identificarte con esa conducta de dormir mal. Por lo tanto, al tratarse de una conducta, es más fácil cambiarla que si pensamos en transformar de arriba abajo nuestra propia identidad.

Este proceso de cambio requiere muchas repeticiones pequeñas. No sucede de la noche a la mañana, pues estamos reprogramando nuestra conducta y quien creemos que somos. Para ello, cada acción tendrá un impacto respecto a si conseguimos o no nuestro objetivo. No pasa nada por dormir mal una noche, pero años de mal sueño sí tienen consecuencias. Superar la etapa inicial en la creación de nuevos hábitos puede ser todo un reto, pero con las herramientas adecuadas es perfectamente posible.

Con este conocimiento, sabía que, en aquella segunda ocasión de insomnio, yo tenía dos opciones. La primera, seguir identificándome con la historia de «la doctora del sueño que no es capaz de dormir». La segunda, identificarme con la doctora que ya había superado esa situación y aplicarme mi propio método. Así pues, me negué a tomar fármacos, siendo consciente de que mi problema era el estrés, la autoexigencia y la presión que me autoimponía, y que eso no se solucionaba con una pastilla. Comencé a aplicarme todas aquellas técnicas no farmacológicas centradas en la transformación interna en lugar de medicamentos. En España en ese momento poca gente estaba especializada en estas técnicas, y no se aplicaban de forma exclusiva, así que me convertí en mi propio conejillo de Indias, y también comencé a llevarlas a cabo con aquellos pacientes para quienes los medicamentos no eran efectivos. Los resultados fueron impactantes, y en las próximas páginas conocerás algunos de ellos.

Gracias a esta metodología que he ido creando y perfeccionando durante los últimos quince años, he ayudado a muchísimas personas a dormir bien, a mejorar sus hábitos de sueño y a enfrentarse a las noches en negro sin el pensamiento obsesivo de «Tengo que dormir».

Mis pacientes pasan de ser insomnes a ser soñadores, de estar siempre cansados a tener una energía desbordante, logrando éxitos que ni imaginaban. Al final, la clave radica en centrar nuestra atención en el ser, en cambiar nuestras creencias y hábitos para transformar nuestra vida. En el próximo capítulo, verás cómo volver a dormir bien también es posible para ti, tal como lo fue para mí y para muchos otros.

Pero antes, te dejo con algunas preguntas:

- ¿Qué quieres hacer y tener en tu vida?
- ¿Qué tipo de persona necesitas ser para alcanzarlo?
- ¿Cómo duerme esa persona?
- ¿Cuál es tu antigua identidad? Ej.: soy insomne. Soy una persona que tiene despertares durante la noche o que le cuesta dormir.
- ¿Cuál es la nueva que eliges ser a partir de ahora? Ej.: soy una persona positiva, constante y comprometida.

4

El sueño de dormir bien

¿Cómo serían mis días si pudiera dormir bien? Esto mismo se preguntaba Mar, una alumna del programa, cuando nos conocimos. Había tenido problemas de sueño desde su nacimiento. Su madre le había contado que desde bebé se despertaba con el simple zumbar de una mosca que pasara. Por supuesto, cuando la hija de Mar nació, la niña tampoco dormía bien. Esto es más habitual de lo que pensamos y tiene poco que ver con la genética y mucho con los hábitos que desarrollamos en torno a los recién nacidos. El caso es que, con la maternidad, la situación empezó a írsele de las manos y dio paso a la temida fiesta de las pastillas. Al principio eran hipnóticos y durante años se resistió a las benzodiazepinas. Como muchos, tenía la esperanza de que su condición mejoraría con el tiempo. Error. La vida de Mar se volvió un auténtico desastre, en sus propias palabras.

Recientemente, tuve la oportunidad de entrevistarla y me contaba que había vuelto a mirar su registro del sueño de cuando empezó el programa. Se trata de un ejercicio que me encanta y que puedes encontrar en detalle en mi primer libro. En general, cada día se registran las horas de sueño, los despertares, etcétera. Tras haber podido recuperar su sueño, Mar me contaba que volver a mirar aquellos apuntes la había sorprendido muchísimo. Por aquel entonces tardaba horas en dormirse y se despertaba repetidas veces por la noche, incluso tomando las pastillas. Por la mañana, sin una hora establecida a la que levantarse, se quedaba en la cama hasta que, finalmente, despegaba el ojo pensando: «Madre mía, ¡y ahora me tengo que enfrentar a un día entero!».

Sentía que vivía a medio gas, esa sensación que tantos insomnes tan bien conocen. Me contaba, además, que, al tomar pastillas durante años, ya no sabía si se encontraba mal por no dormir o por los efectos secundarios de estas. Con el tiempo, había tenido que subir la dosis hasta el máximo recomendado..., pero a eso también se había acostumbrado su cuerpo. Es muy habitual en este punto resignarse. Pensar que esto seguirá así de por vida. En el caso de Mar, llegó a creer que el cansancio mental, la debilidad, el no poder pensar con claridad, la falta de concentración, las pérdidas de memoria, etcétera, habían venido para quedarse.

«Te encuentras fatal, porque no te apetece salir con los amigos —me contaba Mar—. No te apetece hablar con nadie, notas que no puedes mantener una conversación, ni irte a un sitio a tomar algo porque hay ruido y te aturulla. Te levantas sin energía, estás cansada todo el día y, como no tienes fuerzas, procrastinas de forma constante. Esto al final te genera un sentimiento de culpa, de falta de confianza en ti misma. Se va acumulando todo en una bola cada vez más grande que, al menos a mí, me dejaba emocionalmente hecha polvo. Estaba sensible, irritable, de mal humor, discutía, no tenía paciencia, todo me molestaba. Y al final también lo acaban sufriendo un poco las personas de mi alrededor, que además son a las que más quiero. Me sabía mal también estar así con ellos. He llegado incluso a pensar que no merecía la pena seguir viviendo así. Desesperante.

»Hasta que un día te encontré en Instagram. Primero busqué a ver quién eras, y encontré todas las entrevistas, el libro, la página, toda tu trayectoria. Cuando vi que era algo serio pensé "Se acabó, voy a hacer lo que esté en mi mano" y decidí comprometerme. Me gusta decir que a veces, cuando uno va buscando hacer un regalo a otro, los regalos te encuentran a ti».

Mar fue una alumna muy aplicada del programa y al cabo de un par de semanas empezó a ver los resultados. Su primer objetivo fue dormir bien manteniendo las pastillas. Una vez consiguió estabilizarse en las siete horas de sueño regulares, decidió, con la aprobación de su médico, dejar de tomar pastillas. Lo hizo de un día para otro, sin que esto afectara la calidad de su sueño. ¿Cómo es esto posible?

Partimos de la base de que los seres humanos (y todos los animales) estamos hechos para dormir bien. Cuando no lo hacemos, es porque padecemos alguna patología. Por lo tanto, cuando tienes unas estrategias y unos hábitos de buen dormir, no necesitas una pastilla. Tu cuerpo sabe exactamente lo que tiene que hacer... si le permites hacerlo.

En el caso de Mar, se dio cuenta de que solo necesitaba entre seis y media y siete horas de sueño para sentirse bien. Llegó en muchos casos a dormir del tirón y ahora cuando se despierta en mitad de la noche, se da la vuelta, se tapa e incluso va al baño, y regresa a su habitación para volver a caer rendida. Esto es completamente normal, la mayoría tenemos hasta tres despertares durante la noche. Si cualquiera me preguntara, yo diría que duermo de un tirón, pero no es verdad, porque como todos, tengo esos microdespertares, aunque duran tan poco que no soy consciente de ellos.

¿Qué ocurre si acumulamos un poco de ansiedad y generamos malos hábitos durante la noche? Nos despertamos a las dos o tres de la madrugada y nuestra mente se activa, impidiéndonos volver a dormir. ¡Miramos el reloj y pensamos: «Solo son las tres! seguro que ya no me duermo». Por supuesto, nuestro cerebro quiere darnos la razón, por lo tanto, ya no nos dormimos. Este es el origen de muchos malos hábitos del sueño. Pero nos estamos adelantando.

El objetivo de este capítulo es que revises durante un momento tus creencias. Lo que crees que es posible para ti. Por eso te estoy contando la historia de Mar, porque no solo es su historia. Es también, por ejemplo, la de Maribel, que a los cuarenta y seis años volvió a descansar como antes, o la de Mari Carmen, que pensaba que no podría volver a dormir bien debido a la menopausia. Es la historia de Ana, otra alumna, que también llevaba muy mal depender de la medicación. Ahora lleva las riendas de su vida y ya no depende de nadie ni de nada; es libre. También es la historia de Conxi, que consiguió dormir sin fármacos con sesenta y nueve años, o de Maite, Jairo, Carmen, Alba, Maribel y más de quinientas personas que han pasado por el programa. Todas las que han aplicado los cambios, sin excepción, han mejorado su sueño.

A lo largo de los años he trabajado con muchos pacientes y alumnos que ahora duermen bien. Todas estas técnicas han sido probadas en distintos perfiles de personas. Quizá pienses que a ti no te van a funcionar, pero ¿por qué no habrían de hacerlo? Si el programa se sigue a rajatabla, se consiguen resultados. Pero, claro, requiere un esfuerzo y también un cambio de creencias y pensamientos, de hábitos y, por supuesto, abrirse a hacer algo diferente.

Quizá estás pensando que tu caso es especial. Que si las hormonas, la menopausia, la edad, la genética, el estrés, etcétera. No eres el único, casi cada persona que llega al programa piensa que es un caso perdido, pero nada más lejos de la realidad. Tener un buen sueño reparador y empezar a disfrutar de tus días es perfectamente posible para ti, no me cabe la menor duda. Sin embargo... ¿tú qué piensas? ¿Crees que es posible para ti?

Repite un momento: «Dormir bien es posible para mí». ¿Cómo se siente esta afirmación? ¿Real, imposible, esperanzadora...? Ahora, permítete ir un paso más allá. Tómatelo como un juego. Piensa: «No poder dormir es una bendición». ¿Una bendición, Nuria? En efecto, y te lo voy a demostrar. Por lo general, tenemos la tendencia a enfocarnos en los obstáculos, sin ver más allá del problema. En lugar de buscar soluciones, nos centramos en lo que nos ha pasado o nos está pasando. Entramos en modo víctima. Creemos que la vida nos pasa a nosotros y nos regocijamos en lo pobrecitos que somos. En lugar de preguntarnos: ¿qué es lo que me está enseñando esto? ¿Por qué ha surgido este problema? ¿Cómo puedo darle la vuelta y mejorar? Nos quedamos obcecados con lo que nos está pasando.

Cuando adoptamos el mantra «No poder dormir es una bendición» empezamos a darle la vuelta a la tortilla. De repente, si una noche duermo mal, no lo veo como un problema, sino como una señal de mi cuerpo. Es una bendición, una advertencia de que hay algo que debo cambiar. ¿Sabes este piloto que se enciende en el coche cuando hay algo en el motor que no está del todo bien? Se activa mucho antes de que el motor estalle y se queme la carrocería. Una vez lo has visto, tienes dos opciones: la primera, llevar el coche al taller para ver lo que está pasando y arreglarlo. La segunda, ignorar el piloto hasta que el motor ya no pueda más y las consecuencias sean mucho más graves. Puedes incluso poner un esparadrapo encima para no verlo. Pero el piloto está ahí. Nosotros tenemos esa información. Si no estuviera, un buen día podríamos salir volando por los aires sin haber recibido advertencia alguna.

De la misma manera, no poder dormir puede ser una bendición si escuchas lo que te está indicando. Si te animas a empezar a cambiar esos hábitos, esas identidades, esas creencias que ya no te sirven. Cuando comienzas a mirar el mal dormir con agradecimiento, como un impulso para cambiar y mejorar tu vida, la actitud con la que afrontamos la noche se modifica.

Este cambio, tanto de creencias como de actitud, es el más importante. Se trata de la razón por la que otros libros y tutoriales no te han funcionado antes. Por eso, te estoy pidiendo aquí y ahora que empieces a cambiar esta creencia. Para estar realmente comprometido con este proceso, debes modificar tu visión sobre el insomnio, agradecer que te mande sus señales y creer que es posible un cambio. La ciencia respalda que lo es; los casos que te acabo de mostrar también. Seguir creyendo que no puedes dormir bien solo perpetuará lo que ya estás viviendo, pero... ¿y si empiezas a creer lo contrario? ¿Qué consecuencias traería a tu vida?

Imagina levantarte con energía, con buen humor, con ganas de hacer cosas. Aguantas bien durante el día, puedes hacer ejercicio... Cuando empiezas a salir de la rueda del mal dormir, casi sin darte cuenta, ves que tu día cambia. Tienes ganas de hacer cosas, de salir, de entrar, de hablar, de reírte. Todo es diferente.

Solemos tener la idea de que dormir bien es hacerlo cierta cantidad de horas, pero en realidad lo primero que se ve afectado es el día. Puedes dormir muchas horas, pero con un sueño de mala calidad. Cuando hablamos de trastornos del sueño, hay una diferenciación entre dormir poco o dormir mal. Si tenemos somnolencia durante el día o sentimos cansancio y fatiga, solo puede ser por dos cosas: o no hemos dormido suficiente o no hemos dormido bien. A veces no sabemos cómo diferenciarlo. Es fácil darse cuenta cuando hemos dormido poco, pero si hemos estado muchas horas en la cama y ese sueño no ha sido reparador, nos cuesta un poco más identificarlo. Durante el día estamos más irritables, más cansados, y se nos hace un mundo llegar a la noche. Si no has dormido bien, es probable que experimentes todos estos síntomas durante el día. Solemos buscar excusas: «Es que voy un poco estresada», «Es la edad», «Me voy haciendo mayor». Pero al final, son solo eso, excusas. Yo a esto lo llamo «excusitis»: tirar balones fuera para quitarnos la responsabilidad de hacer un cambio.

¿Y qué significa dormir bien? Que cuando te despiertas por la mañana, tienes la sensación de haber descansado, posees la capacidad de afrontar el día, tienes ganas y energía, y las mantienes. Además, cuando llega la noche, después de cenar, todavía te queda algo de energía, no piensas solamente en acostarte o en quedarte dormido delante del televisor.

Algunos expertos en motivación afirman que, para afrontar un nuevo día, necesitas tener una ilusión o un propósito, algo a lo que dedicar el día siguiente y que te haga saltar de la cama. Pero el propósito de vida no sirve de nada si no hemos tenido un buen descanso. Es inútil levantarnos a las cinco de la mañana si vamos a pasar el día arrastrándonos por las esquinas. Siempre digo que, cuando hablamos del sueño y de los sueños, utilizamos la misma palabra para dos cosas diferentes.

A este respecto, hace años, no era raro encontrar grandes CEO y líderes que defendían que quienes dormían la noche entera eran, cuando menos, gandules, que las personas importantes no se podían permitir ese descanso. Este tipo de mensajes tóxicos siguen circulando. Tiene sentido, en aquella época se creía que el sueño solo nos ayudaba a reparar la parte física de nuestro cuerpo; estaba asociado más bien con la energía y la vitalidad.

Pero ahora, los estudios demuestran que dormir bien también es necesario para reparar la parte cognitiva, esto es, toda la capacidad de concentración, de atención, de resolución de problemas, la creatividad, la innovación, la empatía. Todas esas *soft skills*, habilidades blandas (como la concentración, la atención, la empatía, la solución de problemas, la creatividad, el pensamiento positivo...) que son tan importantes en nuestro día a día y en nuestro trabajo también se regeneran durante el sueño.[8] Dormir bien ha dejado de verse como una pérdida de tiempo y ahora se entiende como una inversión para estar mucho mejor al día siguiente y ser capaz de tomar buenas decisiones. De hecho, podemos decir que precisamente gracias al sueño nocturno es por lo que tenemos la energía para alcanzar nuestros sueños.

Por supuesto, esto no quiere decir que solo con dormir los consigamos. Después queda la otra mitad: poner el trabajo necesario para alcanzarlos. Por suerte, con un buen descanso tendremos la suficiente energía para hacerlo posible. Esto me recuerda a cuando voy a dar charlas en institutos o colegios. Siempre me hace mucha gracia explicarles que hay un refrán de antes que decía «Lección dormida, lección aprendida», y que necesitamos dormir sobre todo para memorizar. Luego siempre añado: «También hay que estudiar, no solo dormir». Con nuestras metas ocurre más o menos lo mismo. No basta con dormir bien, también es necesario aprovechar el tiempo que estamos despiertos de manera productiva y consciente. Es en ese equilibrio entre el descanso y el trabajo donde realmente se encuentran los resultados.

8. Kharas, Natasha, *et al.*, «NREM sleep improves behavioral performance by desynchronizing cortical circuits», *Science*, vol. 386, n.º 6.724 (21 de noviembre de 2024), pp. 892-897. doi: 10.1126/science.adr3339. Epub 21 de noviembre de 2024. PMID: 39571022.

Hablábamos ya en el capítulo anterior de que para llegar a *hacer* algo o *tener* algo, primero hemos de *ser*. Debemos entrar en esa identidad, cambiar nuestras creencias por las de la persona que ya ha conseguido ese equilibrio. *Ser* la persona que ya lo *tiene*, que ya *hace* lo que queremos alcanzar. Si deseas cumplir un propósito, pero no has descansado bien, no solo tu cuerpo, sino también tu mente y tu esencia no estarán al cien por cien y te costará muchísimo más. Estarás remando contracorriente. En cambio, si tienes esa energía y vitalidad, vas *haciendo* y *haciendo* desde el disfrute... y los sueños se consiguen solos. Cambiar lo que creemos es una manera de rendirnos, aceptar lo que la vida tiene preparado para nosotros y bajar de nuestra cháchara mental a la presencia.

Antes de pasar al siguiente capítulo, además de abrazar la creencia de que sí, es posible para ti, te voy a pedir que sueltes otras. Se trata de creencias muy arraigadas en el saber popular, que en realidad no son más que mitos. Estas creencias son las raíces más habituales de la excusitis, que, a partir de hoy, abandonarás para siempre. Quizá algunas de ellas ya la has trabajado, pero, en caso contrario, es importante que la sueltes antes de continuar.

En primer lugar, debes saber que, sin importar tu genética, tú también puedes dormir bien. Es posible que tengas cierta predisposición, pero la genética no te determina. «Duermo mal por herencia» no es más que una leyenda urbana y seguir creyendo esa mentira reduce de forma significativa tus probabilidades de dormir bien. Sí, puedes tener predisposición a dormir un poco peor, pero es como el que tiene predisposición a ser hipertenso. ¿Qué harías si en tu familia hubiera tendencia a ser hipertenso? ¿Te hartarías de sal y ultraprocesados? Probablemente no. Justo por eso, cuando tienes predisposición a algo, debes mantener mejores hábitos. Además, a menudo esa supuesta predisposición genética no es más que un reflejo de lo que has aprendido en casa. Una persona insomne quizá haya adoptado patrones de sus padres porque eran autoexigentes, rumiaban las cosas, se preocupaban por los demás antes que por ellos mismos, etcétera.

Otra creencia que puedes abandonar desde ya mismo es que nos vamos haciendo mayores y, por lo tanto, dormimos mal. La realidad es que, con la edad, tenemos más sueño superficial, pero eso no significa que tengamos muchos más despertares. Mi abuela, que murió el año pasado a los noventa y cinco años, dormía bien. Se despertaba, iba al baño y volvía a dormirse. O Conxi, de la que te he hablado antes, que entró en el programa con sesenta y nueve años y consiguió dormir más de siete horas sin fármacos. La edad no nos sirve como excusa. Son cosas que usamos para quitarnos responsabilidad, porque, como no podemos cambiar los genes ni quitarnos años, nos volvemos víctimas de la situación y ya no tenemos que hacernos responsables. «No me servirá de nada», pensamos.

De hecho, no es que al hacernos mayores durmamos mal, sino que dormir mal nos hace mayores. Se ha demostrado que las personas que no duermen bien envejecen más rápido. Según los últimos estudios, individuos de la misma edad biológica que duermen bien y otros que duermen mal tienen diferencias en la longitud de los telómeros del ADN. Las personas que duermen mal tienen telómeros más cortos, es decir, su cuerpo tiene una edad mayor que las que duermen bien, aun teniendo la misma edad biológica. Esto es porque cuando dormimos mal, cambiamos de hábitos y nos volvemos más sedentarios, lo cual nos hace dormir peor. Es una pescadilla que se muerde la cola. Pero una persona que se mueve, camina, se alimenta bien y tiene relaciones sociales alberga muchas más probabilidades de dormir bien. Si empezamos a adquirir hábitos de personas mayores, acabamos envejeciendo y durmiendo mal.

Recuerda: no dormimos mal porque envejecemos, envejecemos porque dormimos mal.

Otro ejemplo que me encanta compartir es el de Maite, una de mis alumnas que, a sus setenta años, decidió incorporarse al programa. A pesar de su edad, Maite pudo volver a dormir bien, aunque no lo había conseguido en décadas. Se dio cuenta de los hábitos que la estaban perjudicando y, a través del apoyo del grupo, consiguió, con constancia, transformarlos. Ahora puede disfrutar de sus quehaceres del día a día y, lo más importante para ella, de su familia, especialmente de sus nietos.

¿Por qué la pongo como ejemplo? Porque pese a su edad y a llevar cierto tiempo con medicación, ella también pudo retirarla. Cada historia que te cuento, cada caso, es una prueba más de que es posible. Solo es cuestión de quererlo. Estas excusas de la edad o de la genética pueden reemplazarse por una verdad mucho más potente: cambiar tus hábitos está en tu mano. Puedes hacer mucho para mejorar tu sueño, al igual que lo han hecho cientos de alumnos y alumnas. Ahora que hemos derribado algunas resistencias (o eso espero), en los siguientes capítulos veremos exactamente qué es eso «tan complicado» que debes hacer. Algo en realidad muy sencillo..., pero que casi nadie hace correctamente.

Pero, antes, te animo a que contestes estas preguntas para integrar mejor la información:

1. Escribe ahora todas las razones por las que «eres insomne», «duermes mal» o no es posible para ti dormir bien:

No puedo dormir bien porque... _____

_____

_____

2. Enhorabuena, has encontrado las creencias que te están impidiendo dormir. Ahora escribe qué consecuencias tendrá para ti seguir creyendo esto dentro de cinco años. ¿Y de diez?

_____

_____

_____

3. ¿Qué consecuencias tendría cambiar estas creencias y así poder dormir mejor?

_____

_____

_____

4. Busca ejemplos, en tu vida o en la de otras personas, que, con estas mismas condiciones, tengan un buen descanso.

    Ej.: «La abuela de noventa y cinco años de Nuria dormía bien a pesar de su edad» o «Mi compañera de trabajo duerme bien, pese a que ambas tenemos la misma carga laboral».

5. Ahora elige una nueva creencia. Por ejemplo, si habías pensado «No puedo dormir bien porque en mi familia somos insomnes» puedes darle la vuelta y formularla así: «Mi cuerpo está diseñado para dormir bien». Te invito a que escribas tus nuevas creencias en un papel o pósit y las coloques en un lugar que mires habitualmente, como el espejo del baño o incluso en tu fondo de pantalla del móvil o del ordenador.

_____

_____

_____

5

Lo que haces para dormir posiblemente produce insomnio

Si te cuesta dormir, estoy segura de que no es la primera vez que lees sobre la importancia de los buenos hábitos. Se recomiendan tantos que quizá en este momento te estás preguntando cuáles son realmente efectivos. Esos que te ayudarán a conseguir el cambio que quieres ver en tus noches... y en tus días. Esta es una gran cuestión. Para mejorar nuestros hábitos de sueño primero debemos buscar las causas de nuestro mal dormir. Esto pasa por dejar de ver nuestras noches en vela como una afección y empezar a entenderlas como un síntoma. Al igual que la fiebre es signo de que algo no va bien en el cuerpo, dormimos mal porque algo lo está provocando. Si vamos al médico con fiebre, pueden darnos un antitérmico para bajarla, pero lo ideal sería identificar la causa, como una posible infección, y tratarla.

Con el insomnio ocurre lo mismo. Si no dormimos bien, podemos ir al médico o a la farmacia para que nos den una pastilla. Pero si no tratamos la raíz del problema, el insomnio volverá. Este es el caso de muchas personas a las que los medicamentos ya apenas les hacen efecto. Han estado ignorando las señales de alarma sin atender las causas, hasta el punto de que el problema es tan exagerado que ya no funcionan los parches. Siempre animo a mis alumnos a ver este hecho como algo positivo; es el empujón que necesitan para prestar atención a lo que no funcionaba en su vida. De la misma forma, te insto a afrontar esta búsqueda de causas que estás a punto de llevar a cabo con esta visión curiosa, no para machacarte, sino para abrirte a una transformación. Por eso, buscar las causas es el primer paso del método Roure.

Cuando conocemos la causa de un problema, encontrar el tratamiento adecuado se vuelve mucho más sencillo. En lugar de probar diferentes opciones al azar, como sucede a menudo cuando nos cuesta dormir, podemos ir a tiro fijo, solucionar lo que nos aflige y seguir con nuestra vida. Esto suena maravilloso, pero ¿cómo identificamos las causas de nuestro mal dormir?

Existen más de cuarenta causas que pueden afectar a la calidad del sueño, pero se agrupan en tres grandes categorías: las causas nocturnas, las diurnas y las internas.

Las causas nocturnas incluyen todo lo que ocurre durante la noche que afecta a la calidad del sueño. Uno de los primeros indicadores de que el mal dormir está provocado por causas nocturnas es la sensación de que el sueño no está haciendo alguna de sus funciones.

Cuando dormimos, nuestro cuerpo realiza una reparación física. Los órganos, sistemas y células necesitan ese tiempo para recuperarse. Además, en las últimas horas de la noche, el sueño contribuye a una reparación cognitiva y emocional. Al descansar bien, nos despertamos con una mente alerta y activa, con ganas de realizar actividades, ser creativos y relacionarnos con otros. Estamos más estables emocionalmente y mostramos empatía hacia los demás.

Dormir bien también ayuda a limpiar las neurotoxinas del cerebro gracias al sistema linfático de nuestro cuerpo. El cerebro es el órgano más activo durante el día y, en su funcionamiento, genera desechos. Durante el sueño, el cerebro se limpia de estas toxinas, y deja la mente ordenada y preparada para recuperar memoria y recuerdos, y para mantenernos bien emocionalmente. Si no descansamos, estas toxinas permanecen entre las neuronas, como ocurre en una huelga de barrenderos. Las bolsas de basura se quedan acumuladas al lado del contenedor. En el cerebro estas bolsas de basura son las placas de beta amiloide, que los estudios recientes relacionan con enfermedades degenerativas como el alzhéimer.[9] En un primer momento, provocan despistes y olvidos, pero a largo plazo pueden causar un deterioro cognitivo.

Además, el sueño es fundamental para consolidar la memoria y los aprendizajes. Si tenemos un trabajo que requiere estar al día y debemos leer, estudiar y formarnos de manera constante, necesitamos descansar bien para obtener buenos resultados. Dormir bien también nos ayuda a procesar y dejar atrás traumas emocionales. Las personas que han sufrido estrés postraumático o situaciones traumáticas suelen experimentar un alivio emocional cuando descansan adecuadamente. Es cierto lo que dicen de «el tiempo lo cura todo», pero también es gracias a un buen sueño.

Por todo esto, es fundamental dormir bien durante la noche, sobre todo en las dos últimas horas del sueño, que son las más importantes para nuestra recuperación mental y emocional.

Una de las señales de que las causas de tu mal dormir son principalmente nocturnas es que, aunque duermes muchas horas, te levantas cansado. Dormir mal puede ge-

9. Gonzales Galan, Paul Nichol, *et al.*, «The association between sleep and Alzheimer's disease: a systematic review», *Dementia & Neuropsychologia*, 26 agosto de 2024; 18:e20230049. doi: 10.1590/1980-5764-DN-2023-0049. PMID: 39193464; PMCID: PMC11348879.

nerar incluso dificultades para hablar con fluidez y completar frases, ya que nos falta la agilidad mental que proporciona esa limpieza nocturna. El sistema digestivo es de los primeros en verse afectado por la falta de sueño. Esto se traduce en digestiones más pesadas y dificultad para perder peso, incluso con una dieta adecuada. Además, las hormonas del hambre, como la leptina y la grelina, se alteran y esto varía el equilibrio del cuerpo.

Una causa nocturna de dormir mal son las apneas del sueño, que se manifiestan con ronquidos y paradas respiratorias. Otros problemas nocturnos incluyen el bruxismo (apretar los dientes), el síndrome de piernas inquietas o la incapacidad para desconectar la mente.

El bruxismo es un problema común relacionado con la ansiedad que hace que tensionemos los músculos. No dormir bien puede generar ansiedad al día siguiente, lo que aumenta la tensión muscular, causando contracturas, lumbalgias y otros dolores crónicos. De ahí que el bruxismo esté relacionado con el mal dormir: una noche de sueño deficiente aumenta la ansiedad, que a su vez agrava esta afección. Es un problema que está relacionado consigo mismo y no tiene fin, cuanto peor dormimos, más ansiedad, y cuanta más ansiedad, peor dormimos.

Otra de las causas nocturnas puede ser, de hecho, los medicamentos. Cuando dormimos es como si bajáramos los peldaños de una escalera para atravesar las distintas fases del sueño. Comenzamos en la vigilia y pasamos al sueño ligero, y vamos bajando hasta llegar al sueño profundo. Luego entramos en la fase REM. Este conjunto de fases constituye un ciclo de sueño, y repetimos varios a lo largo de la noche.

Cuando me preguntan qué significa tener una buena calidad de sueño, suelo decir que es como surfear las olas: bajamos y subimos, entrando y saliendo de las distintas fases de modo natural. Sin embargo, muchos fármacos que se toman para tratar el insomnio alteran esta estructura del sueño. Generan un sueño artificial que nos hace creer que estamos descansando, pero en realidad no es así, ya que nos mantienen demasiado tiempo en una fase o en otra, sin permitirnos surfear esas olas del sueño.

Para que el sueño sea realmente reparador, necesitamos completar cuatro o cinco ciclos durante la noche. La primera mitad de la noche, hasta alrededor de las tres o tres y media de la madrugada, está dedicada a la reparación física del cuerpo. En esta fase estamos tan dormidos que despertarnos requiere un estímulo fuerte. La segunda mitad se centra en la reparación mental y emocional.

Esta es la razón por la que algunas personas afirman poder funcionar bien con pocas horas de sueño. A nivel físico, esto puede ser cierto, pero la pregunta clave es

¿cómo están a nivel emocional? Cuando sospechamos que las causas de nuestro mal dormir son nocturnas, es importante identificar si las alteraciones del sueño afectan más bien a nivel físico, cognitivo o ambos. Esto nos puede indicar si hay una alteración en la estructura del sueño.

Ya mencioné en el capítulo anterior que lo natural y lo saludable es que durante la noche tengamos microdespertares, de los cuales no somos conscientes. Esto forma parte de estos ciclos del sueño que acabo de mencionar. Cuando tenemos un sueño saludable, simplemente nos giramos y seguimos durmiendo. Sin embargo, si la persona experimenta cierto nivel de ansiedad acumulada o se desarrollan malos hábitos nocturnos, es común despertarse en medio de la noche y no poder volver a dormir. La mente se activa y permanece alerta, lo que impide que el sueño regrese.

El verdadero problema no son los microdespertares en sí, sino la dificultad de volver a dormirse después de uno de ellos. Por lo general, al ser conscientes de que estamos despiertos y empezar a rumiar sobre ello, generamos malos hábitos nocturnos y son estos los que perpetúan el problema. Esto se puede evitar trabajando en las rutinas nocturnas y reduciendo la ansiedad que pueda contribuir a estos despertares conscientes. Cuando se lleva a cabo este trabajo de forma correcta, los despertares tienden a desaparecer por completo.

El segundo grupo de causas son las diurnas. Te sorprenderá saber (o quizá no tanto) que el 70 por ciento del origen de los problemas de sueño tienen que ver con lo que hacemos durante el día. De hecho, incluso las personas que duermen mal por causas principalmente nocturnas, como el bruxismo, suelen estar expuestas también a varias causas diurnas sobre las que sí podemos actuar.

Esto es una gran noticia porque, aunque no podemos controlar la noche, decidir cómo vivimos el día sí que está en nuestras manos.

Entre las personas de tu entorno, seguro que conoces a alguien que duerme bien. En los matrimonios es casi una ley universal: al lado de una persona que duerme mal, suele haber otra que toca una cama y se queda inconsciente. Si le preguntas a esa persona qué hace para dormir, lo más probable es que su respuesta sea «nada».

Por lo general, las personas que duermen bien ni siquiera piensan demasiado en el sueño. Tan solo cierran los ojos y caen rendidas. Sin embargo, las que tienen problemas de sueño hacen de todo para conseguir dormir..., a menudo con escasos resultados. ¿No te da la sensación de que cuanto más te obsesionas con la idea de dormir, más difícil se hace conciliar el sueño? Esto es porque el sueño no se fabrica en la cama, sino durante todo el día, desde el momento en el que nos despertamos. Nuestro sueño nocturno comienza a gestarse cuando abrimos los ojos por la mañana. Tenemos dieciséis horas por delante para preparar ese sueño, y la forma en que vivamos esas horas afectará directamente a la calidad del descanso nocturno.

Y si me despierto por la mañana y me tomo diez cafés, ¿qué ocurrirá? Pues que me costará mucho dormir por la noche. Otros de los sospechosos habituales del mal dormir son bastante conocidos: horarios irregulares, no hacer deporte, una alimentación deficiente... Todo eso que hacemos durante el día nos afectará por la noche. Y no solo lo que hacemos, sino incluso lo que pensamos y sentimos. Si durante el día tengo un estrés brutal, una actividad intensa y mi cerebro está muy activo toda la jornada, cuando llegue la noche y necesite desconectarse, no sabrá hacerlo y seguirá dándole vueltas a eso que he estado rumiando durante el día.

En el momento en el que dejas de pensar en cómo estarás por la noche y te centras en que tus hábitos y actividades diarias sean saludables, el sueño empieza a aparecer de manera natural. Quizá te parece una fantasía, pero lo veo constantemente en mis pacientes y en las personas que entran en mis programas: una vez que establecen un buen patrón de sueño, dejan de preocuparse y empiezan a dormir mejor. Además, reducir la presión que ponemos sobre el sueño mejora de forma significativa la calidad de vida. Al bajar esta presión y mejorar los días, el sueño llega.

Por eso es tan importante reflexionar de manera sincera sobre lo que hacemos durante el día, nuestras tendencias y nuestro carácter, en busca de nuestras causas diurnas. Estas son las que nos darán las pistas para saber qué hábitos debemos implementar. Así, cuando llegue la noche y se abra la puerta del sueño, este aparecerá de forma natural y automática, como ocurre con aquellas personas que no tienen problemas para dormir.

Mucha gente me comenta: «Nuria, yo lo hago todo bien y no duermo». Cuando esto sucede, yo les suelo preguntar: «Ah, ¿qué haces bien? Cuéntame». Por lo general, me contestan: «Hago deporte, tengo horarios regulares, me alimento bien, dejo el móvil antes de ir a la cama». A lo que yo les contesto: «Ah, eso está muy bien; es la parte de la conducta, las cosas que podemos hacer. Pero ¿y la parte de pensamiento o de emoción?».

Ahí suele hacerse un silencio extraño. Esta parte es la que solemos tener más abandonada. Pero en realidad tiene todo el sentido. Si ese día has discutido con tu pareja y te vas a la cama dándole vueltas a lo que te ha dicho, ¿cómo te sientes? ¿Quizá defraudado, no querido? ¿Cómo te hablas a ti mismo? Si tenías treinta cosas en tu lista de tareas y solo has hecho veintiocho; te han faltado dos, ¿te machacas al llegar la noche? ¿Tiendes a poner tu foco en las veintiocho tareas o en las dos que te faltan? ¿Te vas a la cama pensando cosas como «Qué vergüenza, me he dejado dos cosas por hacer» o «Mañana verás qué faena»?

En la cultura occidental solemos medir el éxito en función de nuestro rendimiento y nuestros resultados. Esto da lugar a cierta tendencia a la autoexigencia, que nos afecta más de lo que pensamos. Tus sentimientos y pensamientos influyen enormemente en tu descanso, porque cuando llega la noche, todo aquello a lo que durante el día no prestaste mucha atención porque «no tenías tiempo» vuelve con refuerzos. Cuando entras en la cama y paras por fin la actividad incesante, esos pensamientos y emociones encuentran su momento para que los escuches. Y todos sabemos lo difícil que es bajarles el volumen cuando están en su punto álgido. La gestión emocional no es algo que nos enseñen en el colegio, aunque quizá deberían. Desde luego, dormiríamos mucho mejor.

Dormir bien implica un cambio de conductas, de pensamientos y una gestión emocional correcta, tanto en el día como en la noche. Al final, día y noche no se pueden separar, forman parte de un todo. Ambos se influyen constantemente. Si no dormimos bien por la noche, nos encontraremos mal al día siguiente, predispuestos a verlo todo negro, comer mal y pelearnos con quien se cruce en nuestro camino. De igual modo, un día lleno de discusiones, problemas, estrés y preocupaciones dificultará el sueño cuando llegue la noche.

Además, habíamos mencionado un tercer tipo de causas, las internas. Estas incluyen alteraciones en los ritmos del cuerpo o desajustes hormonales. Hay personas que sienten que su reloj interno se ha desajustado, a veces por el uso prolongado de medicamentos. También influyen los ritmos circadianos, que son los causantes, por ejemplo, de que cuando cambiamos de uso horario nos cueste conciliar el sueño, lo que es lo mismo, el conocido jet lag. Esto rara vez conduce a un insomnio recurrente, porque al volver a acostumbrarse a los horarios, el cuerpo se regula y volvemos a dormir con normalidad.

No voy a profundizar aquí en los ritmos circadianos, ya lo hice en mi primer libro. Sin embargo, es importante destacar que estos, junto con el ritmo de la temperatura, del cortisol y de la melatonina, son esenciales para un buen descanso. Cuando todos estos ritmos funcionan en armonía, como un acorde bien afinado en una guitarra, logramos dormir bien. Por el contrario, si están alterados, tendremos dificultades para conciliar el sueño y es probable que experimentemos más despertares nocturnos. Por eso, una parte fundamental del método Roure se basa también en restaurar estos ritmos. ¿Cómo? Mediante hábitos saludables. De esto sí que hablaremos en profundidad en los próximos capítulos.

Lo fundamental que quiero transmitirte por el momento es que nuestras conductas diarias tienen un efecto en la alteración de estos ritmos. Es muy raro que, por arte de magia, de un día para otro, tus ritmos circadianos, de la temperatura, el cortisol y la melatonina se alteren por sí solos. Cuando esto sucede es debido a una patología. Las probabilidades indican que, si tus ritmos están alterados, se debe a algo que has hecho durante el día. Por ejemplo, si antes de ir a dormir has estado en el gimnasio o has cenado en exceso, tu cuerpo estará demasiado caliente para conciliar el sueño con facilidad. Si antes de irte a la cama miras pantallas o estás rodeado de luces brillantes, tu ritmo de la melatonina probablemente se altere.

Por otro lado, están los cronotipos, que determinan si una persona es más diurna o nocturna. Si nuestros ritmos internos no están alineados con el entorno externo, pueden surgir problemas de sueño. Por ejemplo, una persona matutina que se acuesta muy tarde puede despertarse de manera natural a las cinco o seis de la mañana. De la misma forma, alguien nocturno puede que no sienta sueño hasta muy entrada la noche, pero luego se ve obligado a levantarse temprano para trabajar. Esto provoca una privación de sueño, ya que no duermen en la franja horaria que su cuerpo necesita.

Este último grupo de causas suele ser más bien la guinda del pastel, que se une a los malos hábitos diurnos y nocturnos para generar el insomnio. De hecho, recomiendo coger con pinzas este tipo de etiquetas, ya que no son algo determinante e inamovible. En más de una ocasión he tenido alumnos o pacientes que pensaban que dormían mal debido a que eran de un cronotipo determinado, pero al adoptar unos hábitos saludables y mayor higiene emocional han descubierto que en realidad su cronotipo era otro distinto. Lo importante es no tomar esta última clasificación como una excusa para no hacer el trabajo realmente efectivo. Recuerda el compromiso que firmaste en el segundo capítulo.

Ahora que puedes intuir las causas específicas de tus problemas de sueño, podemos elegir los hábitos que te ayudarán a detener el ciclo interminable de probar tratamientos sin éxito. En España, la tendencia actual es recurrir a ansiolíticos e hipnóticos sin pararnos a buscar qué está ocurriendo realmente. Pero hoy en día sabemos que existen técnicas no farmacológicas mucho más eficaces que los medicamentos y eso es lo que estamos a punto de explorar.

Las estrategias que veremos en los siguientes capítulos están respaldadas por la mayoría de las sociedades científicas relacionadas con la medicina del sueño. Organizaciones como la Sociedad Española de Sueño, la Sociedad

Española de Medicina de Familia, la Sociedad Española de Neurología, la Organización Mundial de la Salud y sus equivalentes europea y americana recomiendan que, para el insomnio, el primer tratamiento que considerar antes de recurrir a los fármacos sea la terapia cognitivo conductual para el insomnio. Aun así, la metodología que utilizamos en el programa incorpora también aspectos de otras corrientes o paradigmas, como la conciencia plena, el PNL, la gestión emocional, etcétera.

Si estas estrategias son tan efectivas, ¿por qué no es más amplia su aplicación? Se ha demostrado que a largo plazo funcionan mejor y tienen menos efectos secundarios. El único efecto adverso que podrían causar es una ligera sensación de cansancio durante dos o tres días, pero esto no es nada comparado con la fatiga acumulada que muchas personas han experimentado durante veinte o treinta años, o los que lleven tomando las pastillas. Lo mejor de todo es que esta sensación de cansancio arrastrada durante años puede desaparecer en una semana. La respuesta a la pregunta que inicia este párrafo, como a menudo sucede, está en el desconocimiento, pero para eso estamos aquí. En el próximo capítulo, hablaremos de los hábitos que puedes implementar dependiendo de las causas que hayas identificado.

Pero si todavía tienes dudas, este ejercicio te ayudará:

Parte 1: Causas nocturnas

¿Sientes que duermes lo suficiente y, aun así, tienes sueño durante el día?

a) Sí.

b) A veces.

c) No.

¿Sueles sentir que tu sueño es reparador?

a) Nunca.

b) A veces.

c) Casi siempre.

¿Sabes si roncas o haces paradas respiratorias durante la noche?

a) Sí, todos los días.

b) Algunas veces.

c) No, nunca.

¿Sientes inquietud en las piernas antes de dormir?

a) Sí, y me cuesta mucho dormirme por eso.

b) A veces.

c) No, no siento esa inquietud.

Parte 2: Causas diurnas

¿Mantienes una rutina estable para levantarte y acostarte, incluso los fines de semana?

a) No, mis horarios son muy variables.

b) A veces.

c) Sí, suelo ser constante.

¿Haces ejercicio de manera regular?

a) No, soy bastante sedentario.

b) De vez en cuando.

c) Sí, hago ejercicio al menos tres veces por semana.

¿Sueles consumir cafeína o alimentos muy pesados durante la tarde o la noche?

a) Sí, casi todos los días.

b) A veces.

c) No, lo evito.

¿Pasas mucho tiempo al aire libre durante el día, expuesto a la luz natural?

a) No, apenas salgo.

b) A veces, pero no mucho.

c) Sí, todos los días me expongo a la luz natural.

¿Usas algún tipo de dispositivo electrónico antes de dormir (móvil, televisión, ordenador)?
a) Sí, todos los días.
b) Algunas veces.
c) No, nunca.

Parte 3: Causas internas

¿Has notado que actividades como cenar tarde o hacer ejercicio antes de dormir afectan a tu capacidad para conciliar el sueño?
a) Sí, siempre lo noto.
b) A veces, depende del día.
c) No, esas actividades no afectan a mi sueño.

¿Sientes que tu cuerpo no sigue un patrón claro entre el día y la noche, como tener energía por la noche o cansancio durante el día?
a) Sí, me pasa a menudo.
b) A veces.
c) No, mi energía está alineada con el día y la noche.

¿Has notado que actividades como el uso de pantallas, luces brillantes o cenas pesadas por la noche dificultan tu capacidad para conciliar el sueño?

a) Sí, noto mucho su impacto.

b) A veces, pero no siempre.

c) No, esas actividades no afectan mi sueño.

Reflexión final:

¿Qué patrones has notado en tus respuestas?

Revísalas y anota los hábitos o comportamientos que crees que están afectando negativamente a tu descanso.

Selecciona dos áreas en las que quieras trabajar esta semana.

A partir de los resultados del test, elige dos aspectos (uno diurno y uno nocturno) sobre los que puedas actuar de inmediato. Anota qué cambios vas a hacer para mejorar.

6

Quince hábitos para dormir bien (que quizá no hayas implementado)

Ahora que ya has detectado las causas de tu mal dormir, veamos qué podemos hacer para ponerles remedio. Para ello, uno de los elementos más poderosos que podemos utilizar son los hábitos. ¿Por qué? Los hábitos, si recuerdas la pirámide de la que hablábamos anteriormente, se relacionan con el comportamiento. Pero no consideramos un hábito cualquier tipo de comportamiento. Se trata de aquellos que ejecutamos de manera automática y repetida.

¿Recuerdas cuando aprendiste a lavarte los dientes o a atarte los zapatos de niño? Tal vez lo encontrabas todo un desafío. Tus cuidadores debían estar encima de ti, asegurándose de que lo hicieras bien y asistiéndote hasta conseguirlo. A través de la repetición, esos hábitos se integraron en ti hasta el punto de que ahora mismo lavarte los dientes o atarte los cordones son acciones que podrías hacer casi con los ojos cerrados. Los hábitos del buen dormir funcionan de la misma manera.

Se establece un plan de rutinas y la persona empieza a seguirlo. Las primeras noches todo se hace cuesta arriba. Ese es el momento en el que la mayoría lo deja. O empiezan a hacerse trampas al solitario: he decidido hacer esto, pero como nadie está mirando, voy a hacer otra cosa. O buscamos excusas o culpamos y buscamos la responsabilidad fuera de nosotros: mi pareja me ha molestado, el niño se despierta, tuve un problema en el trabajo, el vecino ha puesto la televisión a todo volumen... Esto acaba generando que hoy realice la rutina de una forma, mañana de otra y al día siguiente de otra diferente, según me va dando a mí la gana (o según los imprevistos del momento).

Cuando estamos introduciendo un nuevo hábito, es muy fácil pensar: «Por una vez no pasa nada». No nos damos cuenta de que ser autoindulgentes y cambiar nuestra decisión según lo que se nos va ocurriendo a cada instante es, de hecho, un hábito. Tenemos entonces el hábito de no hacer lo que nos hemos propuesto, que paradójicamente es el primero que debemos desmontar.

Resulta obvio que, al seguirla sin un compromiso, la eficacia de la rutina se reduce notablemente y la persona acaba pensando que no funciona. Entonces, podemos extraer algo importante de esto: para que se construya un hábito, debe realizarse de la misma manera todos los días, sobre todo al principio. Ya llegará el momento de introducir variaciones, pero no es aconsejable hacerlo en los primeros días. En los siguientes capítulos, exploraremos a fondo cómo implementar los hábitos que hayas elegido, pero es importante que antes seas bien consciente de esto. Cuando tomes la decisión de qué hábitos quieres implementar, debes ser consecuente. Si solo los haces de vez en cuando, estarás perdiendo el tiempo.

Hasta ahora, hemos visto el tipo de persona que queremos ser: alguien que duerme bien, que vive la vida lleno de energía. Esa es la nueva identidad que queremos integrar. Hemos visto también qué creencias necesita tener esa persona: cree que es posible para ella dormir mejor, que está en su mano hacerlo y está dispuesta a cambiar para conseguirlo.

Ahora, nos disponemos a desarrollar nuevas habilidades que nos llevarán a nuevos comportamientos y hábitos más alineados con este tipo de persona que queremos *ser*. Antes de ponernos a ver cómo implementar nuevos hábitos, hay que pensar en cuáles nos ayudarán a conseguir nuestro objetivo, y eso es lo que estamos a punto de hacer. Aunque hay muchos que podemos intentar, aquí me centraré en los más efectivos según mi experiencia.

1. Empieza tu día preparándote para el éxito

Cuando tenemos problemas para dormir, a menudo nos hablan de la rutina que debemos seguir antes de dormir, pero se tiende a olvidar que el modo en que comenzamos el día es casi igual de importante. Recuerda que el buen sueño empieza a construirse desde que abres los ojos por la mañana. Incluso si no has dormido bien, comenzar el día con una actitud positiva puede marcar la diferencia para que no se cronifique.

La noche ya pasó, así que centrémonos en el presente y demos gracias por un nuevo día. «Una mala noche es solo eso, una mala noche». Sé que no siempre es fácil, especialmente si tiendes a despertarte con pensamientos negativos. Un truco que te puede servir es hacer algo que disfrutes mucho en ese primer momento del día. Puede ser lavarte la cara con algún producto especial cuyo olor te guste, abrazar a tu pareja o a tu mascota, prepararte una infusión... Recuerda que debe ser lo mismo todos los días, de manera que se convierta en un ritual estratégicamente pensado para cambiar tu estado de ánimo.

También la hora a la que te despiertas marca una gran diferencia. Si el despertador suena y te levantas deprisa porque tienes los minutos contados antes de llegar al trabajo, ¿de qué humor vas a empezar el día? Trata de crear una rutina matutina que te llene de energía, que puedas disfrutar tranquilamente.

Por supuesto, para mantener esta rutina, el botón de «posponer» es tu mayor enemigo. Si te identificas como «postergador», este primer hábito (eliminar botón de posponer) es imprescindible. En los próximos capítulos hablaremos de cómo construir el hábito de levantarse sin procrastinar, aunque creas que es imposible.

2. Para el carro un momento… mejor, muchos momentos

Especialmente en personas con trabajos que requieren de mucha anticipación y toma de decisiones constante, nuestra mente trabaja sin descanso durante el día. También en los que tenemos tendencia a darle muchas vueltas a las cosas y pensar más de lo necesario. Si no le damos un respiro a nuestra cabecita loca, al llegar la noche sigue en marcha.

Es como una bola de nieve que al empujarla colina abajo se va haciendo más y más grande. Llega un punto en que esta se transforma en un alud imparable. A menudo sucede que, por la noche, llegamos a la cama y es el primer momento en el que nos detenemos. Entonces le decimos al alud: «Hala, ahora párate de golpe». Imposible. Por eso, es importante ir frenando la bola de nieve de nuestros pensamientos durante el día.

Al hacer pausas mentales y dedicarnos tiempo a nosotros mismos, ponemos el freno antes de que se haga demasiado grande. Naturalmente, volverá a activarse, pero no desde el mismo punto en el que estaba. Si haces estas pausas durante el día, verás cómo al llegar la noche será más fácil desconectar.

Para hacer estas pequeñas pausas durante el día, solo necesitas detenerte, respirar, relajarte, observar qué es lo que estás pensando, qué es lo que estás sintiendo. Puedes ponerte alarmas unas cuantas veces al día para recordarte estas pausas y dedicarte, aunque sea uno o dos minutos, a conectar con el presente y con tu cuerpo.

3. Échate una siesta, pero hazlo bien

A veces, mis compañeros expertos en sueño dicen: «Si duermes mal por la noche, no te eches la siesta». Yo siempre digo lo contrario: hay que echársela. No es cuestión de dormir porque sí, sino de ayudar a frenar la mente, como mencionaba antes. El objetivo de la siesta generalmente no es dormir, sino estar unos minutos de pausa, y si de paso me duermo un ratito pues mejor, aunque esto último no es necesario.

Pero ¿cómo echarse una siesta saludable? Para que sea efectiva en su propósito, la siesta debe ser corta; quince o veinte minutos como mucho, y siempre antes de las cuatro de la tarde. ¿Por qué? Porque así no entras en la fase de sueño profundo. La idea es que, incluso si estás viendo la tele, puedas escucharla de fondo y tener la sensación de que no te has dormido del todo. Eso es lo que llamamos sueño superficial.

Si te pasas de los veinte o veinticinco minutos, entrarás en sueño profundo, y ahí es cuando llega la típica sensación de resaca. No es raro encontrar a personas que piensan que la siesta les sienta mal. Esto es porque entran en sueño profundo. Cuando pasa esto durante la siesta, estamos robando sueño de la noche. Por eso, la siesta tiene que ser corta y debe hacerse temprano, para que al cerebro le dé tiempo a «fabricar» más sueño antes de ir a la cama.

Cuando echamos una siesta hasta las siete de la tarde, como a veces hacemos los domingos, luego es difícil tener sueño a las diez o las once de la noche. El cerebro necesita tiempo para generar sueño y no se lo hemos dado.

4. Vive acorde a la luz (en la medida de lo posible)

¿Conoces cómo nuestro cerebro sabe qué hora del día es? La respuesta es simple: por la luz. La luz del sol es el sincronizador natural de nuestro reloj interno. Todos tenemos un pequeño reloj detrás de nuestros ojos, conocido como ritmo circadiano. «Circa» significa «alrededor de», y «diano», «día». Este reloj está ajustado a veinticuatro horas aproximadamente, y nuestro cuerpo necesita saber en qué hora del día se encuentra para funcionar de forma correcta.

Por ejemplo, nuestra piel tiene funciones diferentes dependiendo de la hora. Durante el día, actúa como protección contra los rayos ultravioleta y los tóxicos del ambiente. Por la noche, su función cambia a la de reparación. Si la piel no supiera qué hora es, no podría realizar su función bien.

Este reloj central recibe información sobre la luz a través de la retina. La luz del sol cambia de color a lo largo del día: no es la misma a las diez de la mañana que a las doce del mediodía o a las siete de la tarde. Nuestros antepasados, que trabajaban con luz natural, entendían este cambio. Cuando el sol se ponía y los tonos se volvían naranjas, se relajaban y se preparaban para dormir. Vivían en total oscuridad por la noche, lo que ayudaba a su cerebro a calcular cuándo volvería a ser de día.

Por eso la luz natural es tan importante: de día necesitamos luz natural, y de noche, oscuridad. Cuando llega esta, el cerebro sabe que es de noche y comienza a segregar melatonina, la hormona que nos ayuda a dormir. Este reloj actúa como un director de orquesta, avisando a todos los órganos de nuestro cuerpo de que es hora de trabajar en «modo noche». Si este reloj se altera, todas las señales a los demás órganos también se modifican.

Tener una buena sincronización de este ritmo asegura que todos los demás sistemas funcionen bien. Pero esto cambió con la invención de la luz artificial por Edison. Nuestro cerebro primitivo ve la luz artificial como un potente foco que podría ser el mismo a las siete de la mañana, a las cinco de la tarde o a las tres de la madrugada, lo que confunde nuestras señales internas y altera nuestro ritmo circadiano. Por ejemplo, si usamos el móvil por la noche, su luz azul intensa le dice a nuestro cerebro que es de día y que debemos estar activos, lo que impide que venga el sueño. La melatonina, la hormona de la oscuridad, no se libera hasta que no apagamos las luces.

Vivimos en un mundo donde las ciudades están iluminadas las veinticuatro horas, con un impacto lumínico cada vez mayor. Esto crea un desajuste importante en nuestro ritmo natural, algo que puede afectar seriamente a nuestro sueño. Por esta razón es más importante que nunca cuidar el uso de las luces y las pantallas un par de horas antes de dormir. Así, la melatonina tendrá tiempo para generarse antes de que nos metamos en la cama.

5. Cuida tus horarios, especialmente los de las comidas

Cuando hablamos de horarios a menudo se nos vienen a la cabeza los de irnos a la cama y despertar, pero... ¿comes todos los días a la misma hora? ¿Haces ejercicio a la misma hora? ¿Mantienes estos horarios los fines de semana?

Saltarse comidas o llevar una vida desorganizada de horarios afecta negativamente a nuestro descanso. Esto es porque el cuerpo trata de predecir qué es lo que va a suceder. El reloj interno del que hablábamos antes nos prepara para cada actividad. Por eso, si comes sobre la misma hora todos los días, verás que te entra hambre a esa hora. Si haces ayuno intermitente, perfecto, pero procura que sea de forma regular y organizada. Tener una secuencia bien definida de conductas y rutinas ayuda a nuestro cuerpo a saber qué esperar en cada momento del día y permite equilibrar nuestro ritmo circadiano y nuestros ritmos hormonales. Sobre todo hoy en día, que cada vez contamos menos con la luz natural para regular nuestros ritmos, tener y realizar nuestras rutinas diarias es imprescindible.

6. Mueve tu cuerpo

Nuestro cuerpo y nuestra mente no están hechos para ser sedentarios; están diseñados para la actividad. Naturalmente estamos quietos durante la noche, y es entonces cuando nuestro cerebro entiende que es hora de descansar. Durante el día, necesitamos estar activos. Así vivían nuestros antepasados: trabajaban y se movían durante el día y descansaban por la noche. Sin embargo, en la actualidad a la mayoría nos cuesta conseguir caminar más de diez mil pasos diarios.

Si nos pasamos todo el día sentados, ya sea en la oficina, en la mesa durante las comidas o en el sofá viendo series, estamos engañando a nuestro cuerpo al mantenernos en un modo noche constante. Esto puede desorientar al cuerpo y dificultar que conciliemos el sueño. De hecho, el sedentarismo es uno de los principales desreguladores de los ritmos del sueño.

Es necesario para nuestra regulación del ritmo circadiano que exista una clara diferencia entre el movimiento constante y regular del día, y la quietud y la falta de movimiento de la noche. Por lo tanto, cuanto más actividad y movimiento durante el día, mejor. Se trata de aumentar las pequeñas tareas diarias, caminar al trabajo, cargar con la compra, subir las escaleras, hacer algunas sentadillas, caminar de puntillas...

Ahora, ¿es suficiente simplemente con ir al gimnasio? Los estudios demuestran que entre ciento veinte y ciento cincuenta minutos a la semana de ejercicio intenso aumenta la cantidad de sueño profundo.[10] Si bien esto es cierto, hay que tener en cuenta el horario. Aunque hacer ejercicio es siempre mejor que no hacer nada, si podemos elegir, lo mejor es practicarlo a primera hora de la mañana o de la tarde. Ejercitarse por la noche, sobre todo si es una actividad intensa, puede activar el cuerpo y la mente, y aumentar la temperatura corporal, dificultando el sueño. Eso sí, si solo puedes hacerlo por la noche, siempre será mejor hacerlo a esa hora que no hacerlo en absoluto. En ese caso, simplemente retrasa un poco la hora de ir a la cama.

---

10. Brychta, Robert J., *et al*., «Influence of Day Length and Physical Activity on Sleep Patterns in Older Icelandic Men and Women», *Journal of Clinical Sleep Medicine*, vol. 12, n.º 2 (15 de febrero de 2016), pp. 203-213.

Esto también se aplica a los adolescentes, que a menudo tienen actividades extraescolares como fútbol o baloncesto muy tarde. Es normal que lleguen a casa y no tengan sueño de inmediato, ya que están muy activos. Lo mejor es darles un tiempo para relajarse antes de ir a dormir, de modo que puedan acostarse con ganas de descansar.

7. La dieta sí importa y quieres incluir en ella este elemento fundamental

La alimentación es otro factor clave para dormir bien. Por supuesto, debe ser sana y equilibrada, y, sobre todo, rica en triptófano. Este es un aminoácido que necesitamos para fabricar serotonina, un neurotransmisor que juega un papel clave en cómo nos sentimos, cómo dormimos y hasta en nuestro apetito. Además, el triptófano se convierte en melatonina, la hormona que regula nuestro ciclo de sueño y vigilia y también está relacionada con el estado de ánimo y el ritmo interno del cuerpo. Está comprobado que una dieta rica en triptófano nos ayuda a descansar mejor.[11]

---

11. Peuhkuri, Katri, *et al.*, «Diet promotes sleep duration and quality», *Nutrition Research*, vol. 32, n.º 5 (mayo de 2012), pp. 309-319. doi: 10.1016/j.nutres.2012.03.009. (25 de abril de 2012). PMID: 22652369.

La dieta mediterránea es perfecta para esto, ya que cumple con todos estos requisitos y es muy recomendable para favorecer un buen sueño. Si quieres añadir más triptófano a tu dieta, aquí van algunos consejos fáciles para poner en práctica:

- Carnes y huevos: incluye pollo o pavo en tus platos principales. Puedes marinarlos con hierbas y especias para darles más sabor.
- Ensaladas: prepara una ensalada con espinacas, nueces y queso para una combinación deliciosa y nutritiva.
- Batidos: introduce batidos de plátano con leche y almendras como desayuno.
- Legumbres: prueba una sopa de lentejas o una ensalada con garbanzos para una buena dosis de triptófano y fibra.

8. Rutina previa al sueño

Para dormirnos fácilmente al llegar a la cama, primero necesitamos alcanzar un estado de relajación, tanto física como mental. Estas son las dos premisas básicas. Pero ¿cómo conseguimos relajarnos? Aquí es donde entra el autoconocimiento, ya que lo que me relaja a mí, para ti puede representar un martirio y al revés. Algo de lo que me he percatado con la experiencia es que, en este punto, cada persona es diferente.

Entre mis pacientes, algunos optan por una relajación consciente antes de irse a la cama, como hacer respiraciones profundas o centrar la atención en la respiración. Pero no todos se sienten cómodos con este tipo de técnicas. Hay quienes me dicen que esto les pone nerviosos. Si este es tu caso, no lo hagas, o mejor practícalo durante el día. Cada uno debe encontrar actividades que le relajen antes de dormir... ¡Ojo! No para buscar el sueño activamente. La clave está en relajarse y dejar que este llegue solo.

Si te obsesionas con dormir, el sueño se escapa. Quienes duermen bien se acuestan y empiezan a pensar en lo que harán al día siguiente, en lugar de preocuparse por la noche en sí. En cambio, quienes tienen problemas de sueño, llegan a la noche pensando en si podrán dormir bien.

Te propongo que, en lugar de eso, pongas tu foco en hacer algo que te relaje y que disfrutes. Al hacerlo, el sueño es más probable que aparezca con facilidad. Cada uno debe explorar un poco y encontrar lo que le funciona. En mis programas enseño muchas técnicas y estrategias para que cada persona tenga recursos y pueda formar su propia rutina antes de dormir.

Lo importante es no llegar a la cama como una moto después de un día agitado, pegados al móvil respondiendo mensajes de WhatsApp o leyendo correos pendientes. Si hacemos eso, no podemos esperar que, al apagar la luz, nuestra mente responda como un interruptor. El sueño necesita preparación. Hay que darle su espacio y hacer una rutina relajante antes de ir a la cama.

9. Ni compensar, ni posponer: despiértate a la misma hora

A menudo me hacen esta pregunta: Nuria, ¿cuál es el mejor momento para ir a la cama y para despertarme? Pues bien, independientemente de si eres más diurno o nocturno, lo importante es levantarte siempre a la misma hora. Puedes irte a dormir cuando quieras, pero fija una hora de despertar constante. Poner en práctica esto es mucho más efectivo que cualquier pastilla del mercado.

Da igual si saliste la noche anterior. Si somos capaces de enseñarle a nuestro cerebro el momento en que queremos que empiece el día, nos despertaremos a esa hora. Mantener esa hora con constancia es importante para que nuestro reloj interno se regule.

Para quienes tienen horarios irregulares es más fácil

caer en la tentación de presionar el botón de «posponer» una y otra vez por la mañana cuando han tenido una mala noche. La idea es que así «compensan» el sueño perdido. Pero ¿recuerdas que el sueño empieza a crearse desde que abres los ojos? Posponiendo el momento de levantarte solo estás tomando más papeletas para dormir mal la noche siguiente. Sé que cuesta un poco, pero levántate. El hábito más importante que puedes integrar si no lo tienes ya es levantarte siempre a la misma hora, pase lo que pase durante la noche. Esto ayuda a nuestro reloj interno a ajustarse, lo que nos proporciona más energía, vitalidad y bienestar.

Además, hay dos errores habituales con esto de las compensaciones. El primero es echarse siestas largas. Ya hemos visto por qué esta no es una buena idea. El otro es compensar por la noche, es decir, irse a la cama una hora más temprano para ver si te duermes antes. Esto no funciona así. Irse a la cama una hora antes cuando no tienes sueño solamente creará malestar y ansiedad, por lo que es un mal hábito relacionado con irse a dormir. En la cama debes entrar únicamente cuando tengas sueño. Lo que me lleva a ...

10. No termines las series

Ni los capítulos. Recuerda que los capítulos siempre acaban con algo emocionante para que te enganches al siguiente. Sé más listo y déjalo a medias. ¿Alguna vez me has escuchado hablar sobre la ventana de sueño? Es un concepto que ilustra perfectamente cómo funciona nuestro inicio del sueño. Se trata de un momento que dura unos treinta minutos, durante el cual es más fácil quedarse dormido. Si aprovechamos este momento, nuestro sueño es más rápido de alcanzar y de mejor calidad.

La puerta abierta al sueño es ese momento en que nos bostezamos, nos pica la piel y los párpados se nos cierran. Si hacemos caso a estas señales y vamos a la cama, nos dormiremos mucho más rápido. El problema surge cuando decidimos ignorar estas señales para acabar la serie, terminar de leer, recoger la cocina o hacer mil cosas pendientes. Dejamos que esa ventana se cierre y, después, nos cuesta mucho más conciliar el sueño.

Esto lo vemos claramente en los niños pequeños. Por ejemplo, si están en el parque y comienzan a tener sueño, pero no los llevamos rápidamente a casa, se activan de nuevo y pierden la oportunidad de dormir. En los adultos, esto nos pasa porque solemos llevar horarios muy tardíos.

En España, ajustar nuestros horarios para mejorar la

calidad del sueño es todo un reto debido a nuestra cultura nocturna. Aunque es difícil imaginar cerrar restaurantes más temprano, es importante asumir una responsabilidad personal antes de buscar soluciones sociales. El *prime time* de la televisión es a las once de la noche porque nosotros vemos la tele a esa hora. Hace tiempo hablé con un directivo de Mediaset al respecto y me explicó que, si las personas no estuvieran frente a la televisión en ese horario, no emitirían programas tan tarde. Además, a menudo nos entretenemos en casa con mil cosas antes de irnos a la cama.

Sabemos que esto va a suceder, ¿por qué no hacemos esas tareas de forma previa? Puedes ponerte una alarma un par de horas antes de acostarte para recordarte recoger la cocina o lo que sea que tengas pendiente. Otra opción es levantarte diez minutos antes por la mañana y hacerlo en ese momento. Eso es mucho más saludable que perder la ventana de sueño por la noche.

Al final del día, al desarrollar nuestras rutinas y preparar el sueño, debemos prestar atención a esa ventana que se abre. Si dejamos que se cierre, perdemos la oportunidad de descansar bien. Así que, una vez que hemos trabajado en nuestras rutinas, es importante ir a la cama cuando sentimos que es el momento adecuado para descansar... Y solo en ese momento.

11. La cama es solo para dormir

Muchas personas que se quedan en la cama, aunque no estén durmiendo piensan: «Bueno, no puedo dormir, pero al menos descanso». ¿Te suena? Estamos tan fatigados que usamos la cama también para descansar. Este es un error bastante común.

Sin embargo, funciona al contrario: cuando tenemos problemas de sueño, debemos enseñarle a nuestro cerebro que la cama está asociada exclusivamente con dormir. Para las personas que llevan mucho tiempo durmiendo mal y se ponen nerviosas en la cama, llegará un momento en que estar en ese lugar les provocará ansiedad. Por eso, si ves que empiezas a ponerte nervioso, a dar vueltas o a pensar en todo lo que tienes que hacer al día siguiente, lo mejor es salir de ella. Levántate y haz alguna actividad tranquila en el sofá, como respirar o meditar, hasta que sientas sueño de nuevo.

Otra pregunta que me suelen hacer es esta: ¿salgo directamente o espero un tiempo prudencial? Depende de la persona, pero, por norma general, siempre es mejor salir de la cama en cuanto nos damos cuenta, en un lapso máximo de quince minutos.

Hay muchas personas que se duermen rápidamente en el sofá, donde están relajados mirando la tele, pero al ir a la cama se desvelan. Esto sucede en casos en los que se ha generado una asociación incorrecta: el sofá con un lugar tranquilo y la cama con la ansiedad y el insomnio.

¿Y si nos despertamos en medio de la noche y no conseguimos volver a dormirnos? En ese caso, también debemos salir de la cama, sea la hora que sea. Sé que es muy difícil y que cuesta, especialmente al principio. Leemos o escuchamos esta recomendación y pensamos: «Esta noche lo voy a hacer; saldré de la cama». Lo que sucede en muchas ocasiones es que luego al estar ahí tranquilitos arrebujados en la sábana, suele cambiar la historia a esto: «Voy a probar a quedarme, seguro que me duermo en un momento». Esto pasa porque la mente nos boicotea.

En el programa del método Roure, utilizamos la energía del grupo para conseguirlo. Estar en contacto con otras personas en el mismo camino nos ayuda mucho a no sentirnos solos en estos momentos y a encontrar la motivación para actuar. Saber que nuestros compañeros también lo van a hacer nos anima. Quizá el primer día no lo hacemos, pero cuando vemos que ellos lo han hecho y están durmiendo del tirón en pocos días, pensamos: «Debería haber hecho lo que dijo Nuria». Hay un efecto de mimetismo y también sobre las creencias que nos lleva a decirnos: «Si ellos lo han conseguido, yo también puedo». Es extremadamente efectivo.

12. Higiene de pensamientos, como cualquier otra parte del cuerpo

Como hemos visto en los capítulos anteriores, una parte importante para dormir bien es cuidar nuestros pensamientos. No se trata solo de lo que hacemos físicamente, sino también de lo que pensamos. Está demostrado que nuestros pensamientos pueden afectar a nuestro cuerpo y a nuestra biología. Si nos centramos en pensamientos negativos o en preocupaciones constantes, nuestro sistema inmunológico se altera y nuestras defensas disminuyen, lo que nos hace más vulnerables a enfermedades.

Cuando tenemos miedo o generamos preocupaciones y ansiedad, nuestro sistema de lucha o huida se activa, incluso si la amenaza no es real. Nuestro cerebro no diferencia entre la realidad y la ficción. Así que, si nos imaginamos que nos persigue un tigre, nuestro cuerpo reacciona como si fuera cierto, poniéndonos alerta y dificultando el sueño. ¿Tú crees que nuestro cerebro, que está programado para asegurar nuestra supervivencia, nos dejaría dormir mientras nos persigue un tigre? La respuesta es no. Frente a una situación de miedo y alerta nuestro cerebro lucha para que no nos durmamos, justo lo contrario de lo que queremos.

Si antes de dormir empezamos a pensar en si vamos a

descansar bien, nuestro cerebro lo interpreta como un problema y una amenaza. En consecuencia, los niveles de cortisol, que deberían bajar para que nos entre el sueño, se mantienen altos. A menudo, este hábito de preocuparnos está tan arraigado que ni siquiera somos conscientes de él. Le damos vueltas a las cosas, somos autoexigentes y nos castigamos por los errores. Nos han enseñado a *ser* así, y eso afecta mucho a nuestro sueño.

Los fármacos no pueden solucionar este problema. Pueden relajarnos, pero si no sabemos cómo gestionar nuestras emociones y aceptar las cosas que la vida nos presenta, es posible que sigamos teniendo problemas para dormir. Resulta importante marcarse el objetivo de aprender a ver el lado positivo, priorizarnos y dejar de castigarnos por todo.

Esta es una parte fundamental del programa. Pasar por ese proceso de bajar de la cabeza al cuerpo, al sentir, al estar. Es en este punto en el que dormir mal se vuelve una herramienta, el empujón que necesitábamos para evolucionar y transformar nuestra vida.

13. No uses nada para dormir

Lo mejor que puedes hacer para tu descanso es ir a la cama sin el móvil ni ningún otro dispositivo. Este es quizá el consejo más repetido, pero es también porque al igual que es uno de los hábitos más perjudiciales para nuestro descanso resulta alarmante el porcentaje de la población que se acuesta con él. Cada vez más personas, incluidos adultos, van a la cama con el móvil porque no pueden dormir, pero la luz brillante del dispositivo mantiene al cerebro activo y alerta. Como hemos visto anteriormente, sin una adecuada oscuridad, la melatonina no se libera, y el sueño no acude porque el cerebro no percibe que la noche ha llegado.

Dar luz a nuestra retina a esa hora de la noche altera nuestro ritmo circadiano y perdemos la regularidad de cuándo nos debería venir el sueño y cuándo deberíamos despertarnos, generando así dificultad para dormir o despertares durante la noche.

Los que ya se han acostumbrado a esto claman que ver vídeos, escuchar pódcast o estar en las redes sociales les ayuda a dormir, pero esto es una sugestión. Para dormir no necesitamos nada. Lo repito: para dormir no necesitamos nada. Ni la tele, ni leer, ni el móvil. Todo eso son conductas que lo que hacen es desconectar nuestra mente. Pero ¿por qué las necesitamos? Porque está demasiado activa. El hábito que debes implementar en su lugar lo mencionamos hace un par de puntos: hacer esas cosas fuera de la cama. Lo que nos ayuda a relajarnos debemos hacerlo fuera de la cama y entrar en ella ya listos para dormir. Es decir, cuando nuestra mente y nuestro cuerpo ya estén relajados.

14. Ponte el despertador

Necesitamos liberar a la mente de lo imprescindible en el momento de dormir. El despertador nos ayuda a desconectar para dormir. Si no lo ponemos, de forma inconsciente, le estamos diciendo a nuestra mente que esté pendiente y no se duerma. ¿Qué hace entonces esta? Permanece conectada durante la noche.

Muchas personas mayores que ya no tienen la obligación de ir a trabajar me dicen: «Nuria, ya no necesito despertador porque me despierto solo». Pero necesitamos el despertador para decirle a la mente que se desconecte y que se relaje, que este ya sonará cuando sea la hora. Así que nos quita la tentación de mirar la hora durante la noche. ¿No ha sonado el despertador? Pues no hay que levantarse. Me da igual qué hora sea.

¿Alguna vez te ha pasado que tienes un viaje o algo importante al día siguiente y porque temes que no suene el despertador pasas una noche terrible? Si, además, hemos cogido la costumbre de no poner el despertador porque no dormimos bien, la situación se cronifica. Esto pasa igual que con cualquier circunstancia emocional que no hemos trabajado durante el día. Creemos que lo hemos olvidado, pero a las tres de la mañana, en ese momento de vulnerabilidad, la preocupación que habíamos dejado atrás vuelve a aparecer.

La mente al final no deja de seguir patrones que hemos adquirido desde pequeños y que nos han funcionado hasta ahora. Esa tendencia a querer tener todo bajo control puede llevarnos a pensar que no necesitamos un despertador, porque confiamos en nuestra capacidad para despertarnos solos. Sin embargo, esa misma autoexigencia, que nos ha ayudado durante años a tener éxito en el trabajo y en nuestras relaciones, también puede jugarnos una mala pasada por la noche. Al no poner el despertador, le estamos diciendo a nuestra mente que debe estar alerta, que no puede relajarse. Así, en lugar de desconectar, seguimos atrapados en ese ciclo de control y exigencia que nos impide descansar.

15. Lleva un diario del sueño

El cerebro no solo tiene un reloj, sino también un calendario. En una encuesta realizada a 4.279 estadounidenses y británicos, un 46 por ciento de los encuestados refirieron que el domingo era el día de la semana en el que tenían más problemas para dormir.[12] Por el contrario, el descanso del jueves por la noche era el mejor valorado. Dormimos mejor el jueves y peor el domingo. En teoría no tiene sentido, porque el domingo es cuando estamos más relajados, ¿no? No obstante, estos resultados tienen que ver claramente con la ansiedad y el estrés. Nuestra mente suele vivir en el futuro.

Cuando empezamos a observar nuestros patrones, nos damos cuenta de que nuestra mente siempre vive en el futuro. Dormimos bien el jueves porque vemos el fin de semana cerca y nos relajamos. Pero el domingo dormimos mal porque ya estamos pensando en el día siguiente. Entre que nos levantamos tarde el domingo, desajustamos los horarios y somos más sedentarios, llegamos al domingo por la noche y es la peor noche.

Por eso cuando hacemos el registro de sueño en mi programa, siempre les digo a mis alumnos que el domingo no lo apunten; no vale. Cuando tenemos tendencia a los pensamientos negativos, al final, aunque durmamos bien seis noches y una mal, nos acabamos fijando siempre en la

12. YouGov, «Sleep study: A survey of Americans and Britons on sleep habits», <https://yougov.co.uk/health/articles/42957-yougov-sleep-study>.

noche mala. La autoexigencia aparece y queremos dormir bien siempre. Sabiendo esto, les digo que el domingo no cuenta. Así propicio que se centren en lo que sí está funcionando.

Pero ¿cómo podemos hacer que cuente? Para que el domingo sea como un jueves, podríamos poner el despertador más temprano, aprovechar mejor el fin de semana, hacer más actividades al aire libre, pasar tiempo con la familia y hacer ejercicio. Al final, los lunes tienen mala fama. Nos hemos creído esa historia y nuestro cerebro siempre querrá darnos la razón, así que buscamos confirmación externa de esa creencia. Cuando cambiamos la creencia y cambiamos nuestros hábitos, cambia lo que sucede. Y tú, ¿temes los lunes? ¿No estás satisfecho con la vida que vives? Quizá haya algo que debes cambiar en ella.

La explicación extendida de cómo hacer un buen calendario del sueño la puedes encontrar en mi primer libro, pero siempre digo que hay que buscar un momento antes de ir a la cama para escribir lo que tenemos en la mente. Pasamos el día haciendo cosas, y parece que solo cuando llegamos a la cama nos relajamos. Entonces surgen ideas, temas que hemos olvidado o que tenemos que hacer al día siguiente. Lo ideal es no ponernos a dar vueltas a todo esto en la cama. Es mejor dedicar un rato antes de acostarse para sacar esos pensamientos y escribirlos en una libreta. Cuando sentimos que ya hemos volcado todo, podemos irnos tranquilamente a dormir.

Es posible que estés pensando: «Yo no tengo ningún problema ahora, el único problema que tengo es el propio sueño, el dormir mal». Cuando dormimos mal, muchos de los miedos que tenemos están relacionados con el sueño mismo. Nuestros pensamientos y sentimientos afectan a nuestro sueño y, a la larga, podemos empezar a dormir mal incluso sin tener problemas externos. Este tipo de pensamientos también deben registrarse en el diario.

Como has visto, muchas veces pensamos que al buscar ayuda solo nos darán una pastilla, y no la queremos. Pero hoy en día contamos con métodos más eficaces. Poner en práctica estas herramientas puede ser complicado, especialmente cuando estamos solos. Por eso tener un acompañamiento puede ayudarnos a llegar más deprisa a nuestro objetivo.

Muchas de las conductas necesarias para mejorar el sueño son fáciles de realizar. Hemos hablado de no cenar muy cerca de la hora de dormir, de no llevar el móvil a la cama, de mantener horarios regulares de sueño y de relajar la mente antes de dormir. Otras incluyen: seguir una buena alimentación y hacer ejercicio durante el día. Estas son acciones que se pueden hacer o no, dependiendo de la fuerza de voluntad de cada uno.

Y quiero dejarte un punto extra, que quizá no es tanto un hábito como una herramienta. Busca un grupo de apoyo. Muchas personas encuentran difícil hacer solas un cambio tan grande. Nuestra mente puede ser traicionera y boicotearnos con pensamientos. Por eso, el acompañamiento es útil. Enfrentarnos a este proceso en grupo facilita la implementación de estos cambios.

Llevamos toda la vida con patrones emocionales, culpabilidad y responsabilidades inculcadas que gestionamos automáticamente sin darnos cuenta. El acompañamiento te ayuda a identificar esos pensamientos automáticos: «Ah, ahora no me estoy hablando bien. Ahora me estoy exigiendo. Ahora no he sabido poner límites». No es fácil cambiar nuestros pensamientos, pero de la mano de alguien que lo ha hecho antes y sabe cómo hacerlo es mucho más sencillo, porque solo tienes que aplicar lo que te indican.

De hecho, hace unos años me di cuenta de que las sesiones grupales tenían resultados mucho más rápidos que las individuales. Tiene sentido. El acompañamiento exclusivo de un terapeuta no tiene nada que ver con poder contar también con los compañeros, ver su evolución e inspirarte a diario con sus historias. Cuando inician el programa, algunos me dicen que tienen situaciones complicadas, como un trabajo estresante o problemas familiares. Es posible que también tú te encuentres en un momento similar. Ver cómo otras personas han pasado por lo mismo y transformado su vida puede inspirarte a cambiar tu visión. No podemos controlar lo que nos toca vivir, pero sí cómo dejamos que nos afecte. Es cuestión de modificar la perspectiva, de ponernos las gafas correctas para ver lo que la vida nos ofrece.

Todo tiene su parte positiva y negativa, pero a menudo nos enfocamos solo en lo negativo. Necesitamos a alguien que nos saque de ahí. Algunos piensan que, debido a su trabajo, es imposible bajar el ritmo o parar el pensamiento. Me preguntan a mí: «Nuria, ¿tú duermes bien por la noche?». Una rutina normal para mí es, por ejemplo, estar por la noche en Madrid para un programa de televisión, llegar a las once y media a casa y por la mañana estar en Barcelona para una charla, y luego prepararme un taller. La gente se sorprende de que atendiendo todo esto, y también cuidando de mi familia y mis hijos, pueda dormir bien. Yo les digo que precisamente puedo hacer todo esto porque duermo bien por la noche.

El programa del método Roure no trata de cambiar tu

vida o bajar el ritmo, sino de hacer las cosas desde otra perspectiva. Si eres una persona activa y te gusta hacer muchas cosas, está bien. Serás más eficaz, productivo y tendrás más tiempo para ti. Además, una vida más organizada y ordenada te permitirá reducir la procrastinación, que suele aumentar cuando no dormimos bien. Al final, cuando sigues el método da igual tu temperamento, porque acabas recuperando el descanso en todo caso. Hay gente que llevaba veinte o treinta años sin dormir una noche entera y, cuando lo logran, me envían mensajes diciendo que han dormido siete u ocho horas seguidas por primera vez en décadas. Es increíble, y todo porque han seguido las pautas. Cuando estamos solos, es fácil autoboicotearnos, pero con apoyo, resulta más sencillo tener éxito. Te dejo con este último pensamiento antes de presentarte algunas preguntas poderosas que espero que te ayuden a seleccionar los hábitos que quieres implementar:

Haz una lista de tus hábitos actuales. Piensa en las rutinas que ya has implementado, incluso si crees que no son suficientes. Piensa en aspectos como:

- ¿A qué hora sueles irte a la cama?
- ¿Qué haces justo antes de dormir?

- ¿Sueles despertarte a la misma hora todos los días?
- ¿Haces ejercicio durante el día?

Identifica los hábitos que te gustaría cambiar o mejorar. A partir de la lista anterior, selecciona aquellos que crees que podrían estar afectando negativamente a tu sueño. Algunas preguntas que pueden ayudarte son:

- ¿Duermes con el móvil cerca de la cama?
- ¿Sueles cenar justo antes de acostarte?
- ¿Postergas el momento de levantarte usando el botón de *snooze*?

Selecciona dos hábitos para trabajar en ellos esta semana. Recuerda que es mejor empezar con poco y aumentar progresivamente. Estas preguntas pueden ayudarte a elegirlos:

- ¿Qué hábito es más fácil de implementar para ti ahora mismo?
- ¿Qué cambio puede tener el mayor impacto en tu descanso?

Escribe un plan de acción. Anota qué vas a hacer cada día para trabajar en esos dos hábitos. Este plan debe ser concreto. Por ejemplo:

- «Dejaré de usar el móvil a las nueve de la noche y lo dejaré fuera de la habitación cuando me vaya a la cama».
- «Haré una rutina de relajación de quince minutos cada día antes de irme a la cama».

7

Si ya sabes lo que has de hacer, ¿por qué no lo haces?

Para los ávidos lectores que llevan tiempo buscando la solución a sus problemas de sueño, es posible que el capítulo anterior les haya dejado con una sensación de «Esto ya me lo sé». En efecto, hoy en día podemos acceder fácilmente a toda esta información. La mayoría ya somos conscientes de que deberíamos evitar el uso de pantallas antes de acostarnos, establecer una rutina de sueño regular, etcétera. Los consejos sobre cómo mejorar la calidad del descanso están al alcance de todos. ¿Por qué tiene entonces problemas de sueño más del 50 por ciento de la población española? Esta pregunta da que pensar.

A pesar de todo este conocimiento y de que ya sepas mucho sobre lo que deberías estar haciendo, si estás leyendo este libro, lo más probable es que todavía te falten por implementar muchos de los hábitos que acabamos de ver. O, al menos, los correctos para ti, en tu caso concreto. Si tener la información necesaria fuera suficiente, todos dormiríamos bien. La realidad es que, aunque conocemos muchos de los hábitos, no los aplicamos. Parece existir una brecha entre lo que sabemos que es bueno para nosotros y lo que llevamos a cabo. ¿Por qué?

La respuesta a esta pregunta es relativamente compleja. Quizá la primera clave hacia la que podemos dirigirnos para responderla sea cierta palabra mágica que seguro que has escuchado antes: «motivación». Parece que cuando no hacemos algo es porque no tenemos «motivación suficiente». Ahora que hemos superado la fase de ponernos etiquetas como «porque Soy un gandul» o «Soy una pobre víctima del insomnio», empieza a aparecer nuestra responsabilidad. Quizá, simplemente, dormir bien no nos motiva tanto como pensábamos. Y ahora, ¿cómo le damos la vuelta a esta tortilla?

Detengámonos un momento para definir la palabra «motivación» y asegurarnos de que estamos en la misma página. La Real Academia Española (RAE) define la motivación como un conjunto de factores internos o externos que dirigen, en parte, nuestras acciones.[13] Es decir, que

---

13. Real Academia Española: Diccionario de la lengua española, 23.ª ed., [versión 23.8 en línea]. https://dle.rae.es/motivaci%C3%B3n?m=form

cuando esos factores se activan, nuestras acciones están dirigidas a una meta en concreto. Supuestamente, si cuando suena el despertador tienes motivación para levantarte, te levantas y, si no, no lo haces. Ojalá fuera todo tan sencillo.

Para ilustrar este tema un poco mejor, pensaremos en Maricarmen. Maricarmen quiere levantarse todos los días a las siete de la mañana. Lo primero de lo que nos ha hablado la RAE es de los factores internos y externos, así que echémosle un vistazo a los que influyen en este caso. Como dato curioso, esto de los factores internos y externos da pie a la división más habitual de la motivación: la intrínseca (interna) y extrínseca (externa).

Según los investigadores, la motivación interna proviene de un deseo interior de hacer algo porque es personalmente gratificante. Digamos que las recompensas que conseguimos son más personales o internas, como amor propio, valor personal, autoconfianza, independencia, etcétera. En este caso, Maricarmen quiere levantarse a las siete de la mañana para sentirse bien consigo misma y ganar autoconfianza.

Además, ella, como todos, también tiene motivaciones externas, que se basan en factores ajenos. Pueden ser recompensas económicas, presión social... Con este tipo de motivación queremos conseguir algo que depende del exterior, como puede ser validación, elogios, etcétera. Pongamos que a Maricarmen la motiva externamente el conseguir un aumento de sueldo por llegar puntual y despejada a la oficina, por ejemplo.

Al igual que a Maricarmen, ahora mismo, hay factores que te motivan a hacer todo lo que haces. Estos ya están ahí. Simplificando mucho, podemos decir que los seres humanos buscamos el placer y escapamos del dolor. Trabajamos porque tenemos la motivación externa de recibir una recompensa económica. Donamos juguetes en Navidad porque tenemos la motivación interna de sentirnos generosos...

Sin embargo, en la vida no todo tiene una relación acción-recompensa tan obvia para nuestro cerebro. Hay cosas que nos «duelen» ahora (por ejemplo, salir de la cama cuando nos desvelamos por la noche) y nos beneficiarán mañana (porque habremos empezado a reprogramar nuestro cerebro para un buen descanso). Y aquí es cuando la situación se complica y entramos en una lucha de motivaciones a ver cuál es la más fuerte.

Te lo explico con un ejemplo mundano: imagina que estás viendo tu serie favorita y llegan las once de la noche. Te empiezan a picar los ojos, sientes cansancio, sabes perfectamente que deberías dejar la tele y acostarte. Eres consciente de que eso te ayudará a sentirte más descansado al día siguiente, lo cual tendrá un gran impacto en tu salud y en tu rendimiento. Lo sabes, pero ahí empieza la voz maléfica a sonar en tu cabeza:

- Solo quedan quince minutos...
- Por una vez no pasa nada...
- Recuperaré el sueño más tarde...
- Seguro que si aguanto hasta el final podré dormir igualmente...
- Total, si nunca duermo bien, al menos termino de ver esta serie...

Si la satisfacción inmediata de terminar ese episodio es más fuerte que la motivación interna de sentirte bien al despertar, lo más probable es que elijas seguir viendo la serie. Tienes una motivación externa muy fuerte (saber el final, poder comentarlo mañana con los amigos...) y una falta de motivación interna que compense. Esto crea una barrera que impide la acción, sin importar el conocimiento que tengas sobre los hábitos del sueño. Por lo general, una vez llegados a una situación de conflicto entre motivaciones, la información que tengas te servirá de bien poco. La motivación que pueda producirte el sentirte mejor al día siguiente quedará totalmente eclipsada por la experiencia tan agradable que estás viviendo en ese momento.

Una de las vías para contrarrestar esto, aunque, como veremos más adelante, no la única, es construir previamente una motivación interna tan fuerte que te permita sobreponerte a la tentación de la gratificación instantánea.

¿Y cómo hacemos esto?

En los primeros capítulos hemos hablado de la identidad y de las creencias, así como de los peligros de seguir durmiendo mal. La intención es empezar a generar esa motivación dentro de ti, ya sea por anhelo de esa persona llena de energía que quieres llegar a ser o por miedo a todas las consecuencias que sin duda acarreará mantenerte en el mismo punto.

Si quieres que esto sea realmente efectivo, primero debes entender qué te motiva a nivel personal. ¿Quién quieres ser? El objetivo es alinear esta motivación interna con la implementación de buenos hábitos de sueño. Si una acción está alineada con tu identidad, te será más fácil transformar el conocimiento en acción en esos momentos de tentación máxima.

Para empezar a investigar cómo se aplica esto en tu caso, te propongo un pequeño ejercicio. Reflexiona un momento sobre tus propias fuentes de motivación tanto internas como externas para mejorar tus hábitos de sueño. Será más efectivo todavía si relacionas este ejercicio con ese hábito que te es especialmente difícil de implementar.

Primero piensa en lo que más valoras en tu vida. ¿Es tu salud, tu bienestar emocional, sentirte una persona alegre, energética, amable, cuidadosa? Esta reflexión te ayudará a identificar tu motivación interna. Por ejemplo, si valoras ser una persona alegre o generosa, mejorar tu sueño podría permitirte dar más de ti a tu pareja, tener energía para jugar con tus hijos, cuidar de tus padres, etcétera.

A continuación, considera las recompensas externas o las consecuencias que puedes experimentar al mejorar tus hábitos de sueño. Tal vez te sientas más productivo en el trabajo, lo que podría llevarte a conseguir alguna bonificación extra o incluso un ascenso. O podrías adelgazar con mayor facilidad y así obtener más halagos por parte de otras personas. Podríamos pensar que la motivación externa es por lo general más fuerte. Pero este no es siempre el caso. Este tipo de recompensas externas pueden ser de ayuda en algunas ocasiones, sin embargo, a menudo no serán suficientes para sentirte motivado.

En los años setenta, Edward L. Deci, psicólogo de la Universidad de Rochester, llevó a cabo una serie de experimentos que desafiaron las ideas más comunes sobre la motivación.[14] Su conclusión fue que las recompensas fun-

---

14. Deci, Edward. L., «Effects of externally mediated rewards on intrinsic motivation», *Journal of Personality and Social Psychology*, vol. 18, n.º 1 (abril de 1971), pp. 105-115. doi.org/10.1037/h0030644.

cionan para tareas monótonas y repetitivas, pero, curiosamente, cuando se trata de actividades que requieren creatividad, no solo dejan de ser útiles, sino que pueden incluso resultar contraproducentes.

Para su sorpresa, los participantes que no recibían ningún premio externo solían obtener mejores resultados que los que sí eran recompensados. Conforme avanzaron las investigaciones, los psicólogos se dieron cuenta de que cuando sustituimos la motivación interna por incentivos externos, apagamos la creatividad. Además, las recompensas pueden llevar a comportamientos cuestionables, como buscar atajos o incluso hacer trampas, en lugar de fomentar un esfuerzo auténtico.

Basándose en estos experimentos, Deci, junto con Richard M. Ryan, desarrolló años después la teoría de la autodeterminación (o SDT, por sus siglas en inglés).[15] Según esta teoría, todos los seres humanos compartimos tres necesidades psicológicas esenciales que, cuando se satisfacen, nos impulsan a dar lo mejor de nosotros mismos:

1. Competencia: necesitamos sentir que somos capaces y que dominamos lo que hacemos.

---

15. Deci, Edward y Richard M. Ryan, *Intrinsic Motivation and Self-Determination in Human Behavior*, Nueva York, Plenum Press, 1985.

2. Autonomía: queremos ser los responsables de nuestras decisiones, tener el control de nuestra vida.
3. Relaciones: buscamos conexión y sentirnos parte de algo más grande.

Es decir, estamos más motivados cuando lo que hacemos nos hace sentir capaces, conectados con los demás y dueños de nuestras propias decisiones. Por suerte, mejorar la calidad de tu sueño puede afectar a las tres necesidades: por una parte, puede hacer que te sientas más competente —tienes más energía para afrontar el día y ser más productivo—, y, por otra, también puede mejorar tus relaciones al estar menos irritable y más presente. Además, tomar el control de tu rutina de sueño te da una sensación de autonomía, porque estás decidiendo conscientemente cuidar de ti mismo.

Siguiendo con el análisis profundo de tu motivación que estamos haciendo en este capítulo, te invito a reflexionar ahora un momento sobre tu competencia. Esto es sentirte capaz y eficiente en lo que haces. Piensa en momentos en los que te has sentido menos competente debido a la falta de descanso. ¿Has notado que te cuesta más concentrarte, que cometes más errores o que te sientes menos capaz de solucionar problemas?

- Cuando hayas respondido esta pregunta, te animo a escribir tres maneras en las que crees que mejorar tu sueño podría hacerte sentir más competente.

_____

_____

_____

Ahora, piensa un instante sobre cómo la falta de sueño afecta a tu necesidad de relacionarte con otros seres humanos. ¿Cómo influye tu falta de sueño en tus interacciones con los demás? Recuerda momentos en los que te hayas sentido impaciente, irritable o desconectado de las personas debido al cansancio.

- Una vez hayas respondido esta pregunta, escribe dos maneras en las que crees que mejorar tu sueño podría beneficiar tus relaciones.

_____

_____

¿Te acuerdas de la historia de Marta? La irritabilidad que sentía hacia su hija pequeña fue el detonante perfecto para que se decidiera a actuar. Para ti puede ser otro tipo de relación, quizá con tus padres, tu pareja o tus compañeros de piso.

Reflexiona ahora sobre tu autonomía, esto es, sentir que tienes control sobre tus propias decisiones y tu vida. ¿Cómo te afecta la falta de sueño en tu capacidad para tomar decisiones y sentir que controlas tu vida?

- Piensa en momentos en los que te has sentido atrapado en una rutina de cansancio o incapaz de hacer lo que te propones debido a la falta de energía.

Por ejemplo, Ana, una de mis pacientes, llevaba años con ansiedad e insomnio, y en sus pruebas de los patrones de descanso se mostraba que tenía un sueño muy superficial. Casi no caminaba, trabajaba únicamente a media jornada y debía sentarse a la menor oportunidad, porque siempre se sentía agotada. Pasaba las tardes en el sofá y había entrado en una dinámica en la que dependía de su marido y sus hijos para tener calidad de vida. Cambiando sus creencias sobre el sueño, conseguimos que modificara el enfoque pasivo que tenía sobre sus días y recuperara su autonomía.

Tenemos ahora varias piezas clave para sentirnos motivados: por una parte, nuestro «para qué», esa motivación interna, aspiracional. Por otra, la conciencia de cómo el objetivo que vamos a conseguir cubrirá nuestras necesidades de competencia, relación y autonomía. Falta ahora un elemento más en este engranaje, que es la motivación: cómo manejamos nuestras expectativas.

Esto es sumamente importante, porque las expectativas son un gran motor en el ser humano, pero a la vez una de nuestras grandes fuentes de decepción. Bien utilizada, la expectativa puede ayudarte a conseguir tu objetivo..., pero también sabotearte. ¿Y cómo podemos utilizarlas a nuestro favor? Para contestar a esta pregunta, recurriremos a la teoría de un reconocido profesor en su campo: Victor Vroom, precursor de la teoría sobre la expectativa más aceptada hoy en día en el campo de la psicología.[16] Para no entrar en tecnicismos, voy a permitirme la licencia de no utilizar su nomenclatura, sino una más sencilla.

Esta teoría sugiere que la motivación de nuestro comportamiento se basa en tres factores:

1. La expectativa de éxito

Es decir, la creencia de que puedo conseguir lo que me he propuesto. Creencias, ¿te suena? Hemos estado hablando

---

16. V. H. Vroom, Victor H., *Work and motivations*, Nueva York, Wiley and Sons, 1964.

de ellas anteriormente y a lo largo del libro no dejarás de escucharlo. La teoría de Vroom respalda que, si crees que eres capaz de conseguir tu objetivo, te será más fácil llevar a cabo los hábitos del capítulo anterior. Por esto he hecho tanto hincapié en que los seres humanos estamos diseñados para dormir bien, que es completamente posible para ti y por ello te pongo tantos ejemplos.

Porque sí, eres capaz de tener un buen descanso, no albergo la menor duda. Y lo puedes tener ya, en una semana o dos, sin necesidad de utilizar sedantes. Pero es imprescindible que creas que es posible para ti.

Si has pasado años durmiendo mal, puede que ni siquiera creas que puedes mejorar. Quizá pienses: «No importa lo que haga, siempre me cuesta dormir» o «He probado ya muchas cosas y nada me ha funcionado». Si no crees que tus esfuerzos resultarán en un mejor descanso, es probable que ni siquiera intentes cambiar tus hábitos, o que al intentarlo no consigas encontrar la fuerza necesaria para que se consoliden en el tiempo.

Por eso es tan importante que cambies tus creencias. Si tu expectativa es que no funcione, harás todo lo posible porque así sea. Tu inconsciente te estará poniendo trabas y será mucho más complicado. Por otra parte, si tienes una expectativa poco realista de los resultados, como, por ejemplo, poder cambiar totalmente tus patrones en menos de una semana, lo normal es que te frustres al no ver los resultados que esperas.

Ambas suposiciones te alejan de tu objetivo. Debes creer que es posible para ti, ser consciente de que conlleva un trabajo, un proceso, y confiar en ese proceso para alcanzar unos resultados realistas en un tiempo delimitado. Esto a veces se hace complicado, porque dormir mal influye en que nos sintamos más incompetentes, pero necesitamos sentirnos capaces para estar motivados. Para salir de esta rueda del hámster, en lugar de centrarte en el resultado final (dormir ocho horas perfectas, por ejemplo), puedes enfocarte en mejorar aspectos más manejables, como establecer una rutina nocturna.

Si logras pequeños éxitos, tu expectativa de éxito aumentará. Cada pequeña victoria reforzará la creencia de que sí puedes mejorar tu sueño, lo que te motivará a continuar. Veremos esto más en profundidad en los próximos capítulos, donde también hablaremos de cómo «hackear» la motivación cuando ni aparece ni se la espera.

2. Tu responsabilidad

Aquí vamos un paso más allá de si es posible o no. La responsabilidad significa tomar las riendas de la situación y admitir que depende de ti. Que tienes realmente poder sobre la dificultad a la que te enfrentas. Por lo general, tenemos mucho más poder sobre nuestras vidas de lo que creemos. La clave está en nuestra percepción: ¿percibes que tienes poder sobre la situación?

Además, dentro de esta parte de responsabilidad, entra algo que he mencionado hace un momento, la confianza en el proceso, que está muy relacionada con nuestra sensación de poder. Para hacerlo sencillo: si crees que el método va a funcionar y sientes el poder de llevarlo a cabo, incluso en momentos más complicados, tu motivación aumentará.

Sin importar lo dura que sea la situación, siempre puedes elegir dos tipos de pensamiento, los del tipo «drama queen» o los que te empoderan y te invitan a conseguir tus objetivos. Es decir, si mientras estás en la cama dando vueltas piensas «¿Para qué voy a salir, si luego me va a costar dormirme más?» no estás confiando en el proceso, estás inmerso en el drama. Esto afecta directamente a tu comportamiento. Por otra parte, si piensas «Ah, estoy dando vueltas, saldré de la cama y me entrará sueño en un momento», es mucho más probable que te levantes, porque tienes una expectativa más fuerte de que esa recompensa llegue.

Necesitas creer que unos buenos hábitos del sueño te

traerán beneficios tangibles. Aquí es donde algunas personas se pierden, porque no conectan directamente la calidad del sueño con los hábitos. Es fácil pensar que las horas adicionales frente al ordenador o viendo la televisión no afectarán a tu descanso, porque los beneficios del sueño no siempre son inmediatos o evidentes. Pero como has aprendido en los primeros capítulos, todo lo que haces durante el día está creando el descanso que tienes por la noche. Tú posees el control y los resultados están en tu mano. Al ser consciente de esta responsabilidad, puedes tomar decisiones que te ayuden a dormir mejor.

3. El valor que damos a conseguir lo que deseamos

Este tercer punto está relacionado con lo golosa que sea la recompensa que vamos a obtener. No es lo mismo comprar un billete para que te toque un millón de euros que para la rifa de una cafetera. Permíteme una pregunta: ¿cómo de importante es para ti sentirte descansado, productivo y saludable? Quizá no tanto, pero si hemos hecho bien el trabajo de buscar las motivaciones internas, eso que realmente quieres conseguir, podrás utilizarlo como recompensa. Esto es importante, porque si no consideras que dormir bien es realmente importante, resulta poco probable que hagas el esfuerzo necesario para mejorar tus hábitos de sueño.

Te lo explico con un ejemplo: alguien que valora su carrera por encima de todo es posible que vea el tiempo de sueño como algo perdido, creyendo que puede sacrificar unas horas de descanso para avanzar en su trabajo. En este caso, el valor del sueño es bajo y, por lo tanto, la motivación para mejorar los hábitos de sueño también será baja. Pero pongamos que esta persona utiliza la misma motivación externa, pero cambia sus creencias respecto al valor del sueño. Pasa de creer que dormir no sirve para nada a pensar que dormir la ayudará a rendir mejor y conseguir sus objetivos profesionales. Así, puede cambiar también el valor que le da a la recompensa.

Es decir, si cambias tus creencias, puedes aumentar tus motivaciones tanto internas como externas y, por ende, conseguir más combustible para superar la pereza, el miedo y el agobio, y dar los primeros pasos hacia tu objetivo.

Hasta aquí, hemos visto lo que nos dicen las diferentes teorías de la motivación, pero... ¿es la motivación la única manera, o la más efectiva, de mantener nuestros hábitos? En realidad, no. La motivación, de por sí, es un factor más en todo el esquema de creación de hábitos que estamos construyendo. Así pues, en los próximos capítulos hablaremos de cómo implementar los hábitos, incluso en circunstancias en las que la motivación no acompaña.

8

Convierte tus necesidades y deseos en motivaciones

Una de las historias que más resonó entre los lectores en mi primer libro fue la de Delia, una mujer de cincuenta y un años que llevaba muchísimo tiempo con ansiolíticos y sin dormir bien. Su falta de energía parecía no tener solución, pero, en realidad, lo que la mantenía atrapada en ese ciclo no era solo la falta de sueño.

Delia había llegado a un punto en el que dormir mal le proporcionaba un beneficio oculto: al no sentirse con fuerzas para realizar las tareas diarias, su marido había asumido prácticamente todas las responsabilidades de la casa. Esto, aunque pareciera un alivio, también la reforzaba y la mantenía de forma inconsciente en ese mal dormir. Delia había renunciado casi por completo a su autonomía, dejando que su vida se desarrollara en torno a su incapacidad para dormir bien. Como hemos visto en el capítulo anterior, tener cubierta nuestra necesidad de autonomía es imprescindible para mantenernos motivados y sentirnos bien con nosotros mismos. Al renunciar a ella, Delia también estaba cayendo en creencias como «No soy capaz», «No puedo» y reforzaba así una identidad de víctima.

Aunque esta situación la hacía profundamente infeliz, también le proporcionaba una excusa para no tomar las riendas de su vida. Así, se mantenía en una rueda donde la falta de motivación para cambiar estaba alimentada por la comodidad de no enfrentarse a nuevas responsabilidades.

Este patrón, aunque difícil de admitir, es más común de lo que parece. La historia de Delia hizo que muchos lectores se cuestionaran si ellos mismos estaban atrapados en situaciones similares. Mantenerse en un estado de victimismo puede proporcionarnos beneficios a corto plazo, pero, como vimos con Delia, hasta que no se dio cuenta de que necesitaba recuperar su autonomía, no consiguió mejorar su descanso. Cuando comprendió que su falta de motivación tenía un propósito oculto, pudo empezar a cambiar su vida.

Pero no fue solo esto. Además, revisamos el sueño de Delia y las horas que dormía cada día. Revisamos sus creencias, su diálogo interno, hasta encontrar las causas reales del insomnio. La sorpresa vino cuando se dio cuenta de que estaba durmiendo un número de horas suficiente para sentirse descansada... y aun así se sentía sin energía. ¿Qué ocurre cuando dormimos suficientes horas, pero todavía seguimos sintiéndonos cansados? Esto difiere un poco en cada caso, pero la historia de Delia es el ejemplo perfecto para ilustrar una de las posibilidades. Para comprender un poco mejor lo que sucedía con ella, recurriremos a la teoría de la motivación de Abraham Maslow.[17] La pirámide de Maslow (no la confundamos con la de Dilts, de la cual hablamos con anterioridad) es ampliamente conocida.

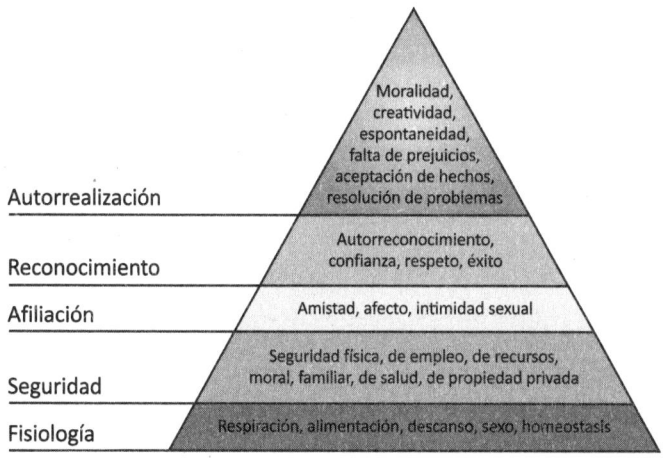

Figura 2. La pirámide de Maslow con la jerarquía de las necesidades.

17. Maslow, Abraham. H., «A theory of human motivation», *Psychological Review*, vol. 50(4), n.º 4 (1943), pp. 370–396. doi.org/10.1037/h0054346.

Maslow propuso que nuestras necesidades se organizan en una jerarquía, desde las más básicas, como el descanso y la seguridad, hasta las más elevadas, como la autorrealización.

Cuando «estamos haciendo todo bien» y el insomnio persiste, este es uno de los factores que podemos analizar. Continuando con el ejemplo de Delia, aunque dormía un número de horas adecuado y vivía de manera acomodada, algo seguía faltando. Sus necesidades fisiológicas y de seguridad estaban cubiertas, pero su estrategia para suplir su necesidad de amor y pertenencia era dejar que su marido asumiera todas las responsabilidades mientras ella se refugiaba en el cansancio. Esto le impedía cubrir otras exigencias superiores de la pirámide de Maslow, como la autoestima y la autorrealización, pero era tal el miedo a cambiar y perder esa dedicación por parte de su marido, que inconscientemente encontraba formas de seguir durmiendo mal. Muchas veces, entre las consecuencias del insomnio (cansancio, fatiga, dolores...) encontramos atención y afecto por parte de otros. Sin darnos cuenta valoramos esta atención de forma muy positiva, lo cual refuerza que esta conducta se mantenga. En este tipo de casos, por lo general hace falta ayuda externa, ya que la persona suele ser incapaz de aceptar por sí misma la dosis de realidad necesaria para asumir lo que está pasando.

Si tu caso no es tan extremo y acabas de percatarte de

que estás utilizando tu insomnio para «otros fines», enhorabuena. Acabas de conseguir un hilo del que tirar. Las necesidades son un potente trampolín para lograr lo que te propongas. De acuerdo con las teorías de Maslow, están estrechamente vinculadas con los deseos y puedes utilizarlas para «crear motivación». Es decir, reunir energía para actuar. Me explico.

La pirámide de Maslow hace referencia a que conforme se satisfacen las necesidades más básicas (parte inferior de la pirámide), los seres humanos desarrollan necesidades y deseos más elevados. Con el desarrollo de la vida moderna, hemos llegado a cubrir muchas de las necesidades imprescindibles para nuestra supervivencia, en especial las fisiológicas y de seguridad. Por lo general, en nuestras sociedades tenemos fácil acceso a comida y agua potable, contamos todos con hogares y lugares donde descansar, estamos lejos de guerras y rara vez suceden catástrofes naturales. Esto permite que las preocupaciones de las personas no sean ahora tan solo de supervivencia, sino más elevadas, como pueden ser las necesidades sociales, de autoestima o de autorrealización. Es decir, contar con una red de apoyo, dar y recibir afecto, sentirnos libres, confiados y exitosos, y tener oportunidades para crecer personal y profesionalmente.

La opinión generalizada es que, al ser el descanso una

necesidad básica (está en la base de la pirámide), cuando una persona no duerme bien, resulta natural que se obsesione con cubrir esa necesidad. La motivación para suplir otras necesidades superiores se deteriora, porque su mente está únicamente enfocada en cambiar eso. En teoría, es por eso por lo que muchas personas que tienen problemas de sueño pierden también la motivación para relacionarse con los demás, para cuidar bien de su salud o para tomar conciencia de si lo que tienen en su vida realmente les llena.

Pero mi visión es del todo inversa en este caso. Si yo no me siento realizada, si no estoy a gusto con mi pareja, ni con mi intimidad sexual, si estoy preocupada por la salud de mis familiares o la mía propia, eso es precisamente lo que va a hacerme perder el sueño. En este caso cumplir con los deseos superiores de la pirámide nos ayudará a dormir mejor.

Volviendo al caso de Delia, aprender a cubrir sus necesidades de autoestima y aceptación social con nuevas estrategias la ayudó a volver a descansar bien. Sabiendo que dormía un número adecuado de horas al día, no fue difícil intuir que su cansancio tenía que venir de otra parte. Cuando logramos cambiar el enfoque hacia la autorrealización, pudimos desbloquear ese estancamiento y empezar a trabajar en hábitos que realmente transformaran su vida.

Según Maslow, la motivación surge cuando una necesidad alcanza un nivel de intensidad suficiente para impulsar un deseo y provocar una acción. Sin embargo, aunque una motivación inicial fuerte puede ayudarnos a prender la chispa, mantenerla en el tiempo es otro cantar.

Estoy segura de que no es la primera vez que empiezas algo y al cabo de un tiempo esa ilusión del principio desaparece y vuelves a lo mismo de siempre. Por eso, una vez hemos conseguido esas ganas de cambiar, ese fuego interno, esa esperanza, esa sensación de que es posible esa capacidad..., debemos hacer algo inteligente con ella, en lugar de gastarla sin estrategia hasta volver al mismo punto de antes. ¿Y qué podemos hacer? Crear hábitos y sistemas sencillos de mantener que apoyen un buen descanso.

Un cuento popular dice que, para cortar cien árboles sin perder la energía por el camino, lo mejor que puedes hacer es usar esa motivación inicial para afilar el hacha antes de ponerte manos a la obra. Esto es lo mismo. Todo lo que hemos estado viendo hasta ahora nos está permitiendo afilar el hacha, pero lo realmente importante es que ahora empieces a pasar a la acción. Es posible que, aunque a ratos te sientas motivado, cuando llegue el momento de actuar te cueste dar el paso. Quizá piensas que no tienes fuerza de voluntad suficiente, pero permíteme dudarlo. Debes saber que la fuerza de voluntad es un bien limitado en nuestro cerebro.

En su libro *Superpoderes del éxito para gente normal*,

Mago More lo ilustra con una metáfora que me parece muy acertada: la fuerza de voluntad es un jinete pequeñito que cabalga a lomos de un elefante enorme, que es nuestro cuerpo.[18] Este se ve motivado por diferentes estímulos, por ejemplo, la serie de Netflix, las redes sociales, etcétera. O, por el contrario, por esas imágenes maravillosas que hemos creado en el capítulo anterior: las mañanas llenas de energía, la sensación de autonomía, las relaciones tan agradables que puedes mantener... Dejar todo en manos de la motivación es confiar en que el elefante está suficiente bien adiestrado. Pero... ¿lo está? En la mayoría de los casos no. Si tu elefante todavía está eligiendo hábitos del sueño poco saludables porque su motivación todavía no es lo bastante fuerte, dependes de que el jinete consiga reconducir al elefante con la fuerza de voluntad... Y eso no va a durar mucho. El jinete es muy pequeño y débil, mientras que el elefante es muy grande.

Pero ¿y si pudieras implementar los hábitos para tu descanso sin depender de toda esta motivación y fuerza de voluntad? Sí, esto es posible, pero tiene un truco. Tenemos que meternos en el papel del jinete y entrenar al elefante para que siga unos buenos hábitos del sueño. ¿Cómo lo-

---

18. Mago More, *Superpoderes del éxito para gente normal: Consigue todo lo que quieras... Trabajando como un cabrón*, Barcelona, Alienta Editorial, 2015.

gramos esto? A través de la automatización. Al convertir una acción en un hábito automático, eliminamos la necesidad de tomar decisiones constantes (fuerza de voluntad), lo que facilita su mantenimiento a largo plazo, incluso cuando no nos apetece hacerlo.

Me recuerda un poco al famoso cuento de Bucay, también basado en un elefante.[19] El elefante estaba atado a una estaca minúscula, sin embargo, pese a su fuerza, no la arrancaba para liberarse. Había sido atado por primera vez cuando era pequeñito y, al no conseguir levantarla entonces, entendió que jamás en su vida lo conseguiría. Esta metáfora, que en un principio está diseñada para animarte a intentar otra vez lo que crees que es imposible, tiene en este contexto un significado extra: los elefantes se pueden domesticar. Y eso es lo que vamos a hacer con el tuyo. ¿Cómo?

Con pequeños cambios sostenidos en el tiempo. Estos, cuando se repiten de manera constante, nos llevan a resultados sorprendentes sin necesidad de depender de nuestra motivación del momento. Al convertir estas pequeñas acciones en rutinas automáticas que ya no requieren esfuerzo mental, se vuelven fáciles.

19. Bucay, Jorge, *Déjame que te cuente: Los cuentos que me enseñaron a vivir*, Barcelona, RBA Libros, 2001.

Por ejemplo, si sueles quedarte hasta tarde viendo vídeos, instalar una aplicación que bloquee las redes sociales en tu teléfono dos horas antes de dormir es un pequeño cambio que generará un gran impacto a lo largo del tiempo con muy poco esfuerzo. Otro ejemplo es crear un ritual de relajación, como leer un libro o tomar una infusión antes de acostarte. Aunque al principio te olvides y te cueste seguir los pasos, una vez lo hayas repetido suficientes veces, se volverá automático y no requerirá ningún esfuerzo.

Antes de continuar, es importante que te explique un momento la diferencia entre metas y sistemas. Por un lado, la motivación y la fuerza de voluntad se guían a través de metas, esto es, el resultado final, eso que deseamos que despierta la motivación y nos empuja a hacer lo correcto. Lo que hemos visto en el capítulo anterior son, realmente, metas. Las metas están muy bien y son fundamentales porque nos indican hacia dónde ir, pero si solo pensamos en la meta, nos estaremos perdiendo algo esencial: disfrutar del camino.

Por otro, tenemos los sistemas. Estos son procesos que seguimos a diario para alcanzar nuestras metas, pero que tienen lugar al margen de ellas. Por ejemplo, en lugar de centrarse en la meta de «dormir ocho horas al día», puedes crear un sistema que automatice tus rutinas nocturnas: establecer una hora fija para apagar las luces, preparar un ambiente tranquilo y relajante, poner la alarma a una hora determinada todos los días. Estos sistemas, que se repiten a diario, con independencia de si duermes bien o no, son un éxito en sí mismos. Es decir, si consigues apagar las luces a la hora que te propusiste, ya has alcanzado un logro, porque has cumplido con el sistema que decidiste.

El secreto a la hora de crear sistemas radica en pensar en cómo hacer alcanzable lo que en un primer momento nos puede parecer inalcanzable. Cómo facilitar las tareas que nos resultan difíciles de hacer. Queremos sistematizar todo de tal forma que tengamos que pensar lo mínimo e imprescindible. ¿Te imaginas cómo te sentirías si no tuvieras que pensar tanto, ni tomar tantas decisiones a diario? Cada decisión que tomas en el momento es un gasto inmenso de energía. Si además estás influenciado por algún estímulo y eliges usar la fuerza de voluntad para evitarlo, es más energía todavía. Añadimos a la ecuación que probablemente no estás durmiendo bien, por lo que tu fuerza de voluntad no se está recargando por la noche. Imagínate esta fuerza de voluntad como un revólver de los que utilizan en las películas de vaqueros. Cada vez que usas la fuerza de voluntad para tomar una decisión, gastas una bala de energía. Si además no duermes bien para recargarla, a la mañana siguiente tendrás menos balas y tomarás peores decisiones. Tenemos que revertir este círculo vicioso... y tenemos que hacerlo de forma que sea fácil.

Para disfrutar del sutil arte de generar acciones automáticas en tu vida, primero has de saber cómo funcionan. Es importante que seas consciente de que ya ejecutas un gran número de acciones automáticas que son para ti tan naturales como atarte los zapatos. Si eres de los que aprietas el botón «posponer» un milisegundo después de que empiece a sonar la alarma..., ya sabes cuál es el primero de tus automatismos diarios. ¿Cómo cambiamos esto?

En su libro *Hábitos atómicos*, James Clear comparte una teoría para el cambio de hábitos basada en cuatro pasos: señal, anhelo, respuesta y recompensa.[20] Aunque este modelo ha ganado popularidad en los últimos años debido a este libro, tiene sus raíces en el conductismo y la teoría del condicionamiento operante de B. F. Skinner.[21]

Skinner decía que nuestro comportamiento cambia según las recompensas y los castigos que siguen a una acción. Es posible que estés pensando que este enfoque es el que se utiliza para adiestrar animales..., aunque sin duda funciona también con las personas. Los hábitos que tienes

---

20. Clear, James, *Hábitos atómicos: Cambios pequeños, resultados extraordinarios*, Barcelona, Diana, 2018.
21. Skinner, Fred B., *Science and human behavior*, Nueva York, Macmillan, 1953.

ahora se han formado exactamente así. Por esto mismo, Delia seguía sintiendo cansancio, aunque dormía bien. Había recibido muchas recompensas por estar cansada.

¿Y cómo aplicar esto en tu vida? A continuación, veremos los cuatro pasos para generar un hábito, aplicados a uno muy habitual: posponer la alarma por la mañana. Si quieres hacer esta lectura más potente todavía, elige un hábito negativo del que seas consciente y analiza cómo lo refuerzas en cada uno de los pasos:

1. Señal

La señal es el detonante que inicia el hábito. Es un estímulo que le indica al cerebro que debe comenzar a actuar. Esta señal prepara tu mente y tu cuerpo para la siguiente acción. Esta señal en un hábito muchas veces es inconsciente y por eso automatizamos los hábitos.

Hacer más conscientes estas señales que nos llevan a un hábito inadecuado es el primer paso para poder iniciar el proceso de cambio de hábitos. El registro del hábito y hablarnos en voz alta sobre el nuevo hábito que implementar son dos ejercicios que aumentan el nivel de conciencia.

Probablemente tengas ya señales establecidas para tus hábitos actuales. Por ejemplo, pongamos que tienes el hábito de posponer la alarma por la mañana. La señal para este hábito es «la alarma suena».

2. Anhelo

El anhelo es el deseo que impulsa la acción. Como hemos visto con la teoría de Maslow, no siempre somos conscientes de estos deseos más profundos, y a veces nuestros anhelos pueden estar mal dirigidos. Reconocer qué es lo que realmente deseamos puede ayudarnos a alinear nuestros hábitos con nuestras verdaderas necesidades.

Siguiendo el ejemplo de la alarma, el anhelo podría ser «sentirme más descansado y disfrutar de la sensación de confort que estoy experimentando ahora mismo». Hacer ese hábito más atractivo nos ayudará.

3. Respuesta

La respuesta es la acción que tomas como resultado del anhelo. Aquí la simplificación y la automatización juegan un papel muy importante. Cuanto más sencilla y accesible sea la acción, más probable será que la realices de manera consistente.

Ahora plantéate el escenario en el cual has puesto una alarma porque sabes que despertarte a la misma hora todos los días mejorará tu calidad del sueño. Tu aspiración es dormir mejor y mejorar tu vida, pero... suena la alarma y de repente todo ese deseo es sustituido por el anhelo de descanso y confort del que hablábamos en el apartado anterior.

¿Cuál es la respuesta? Puedes levantarte de la cama con fuerza de voluntad, pero sabemos que eso es gastar una bala. Quizá, si has dormido mal, no te quedan más balas. Lo más probable es que tomes la vía fácil: pulsar el botón de posponer.

4. Recompensa

Finalmente, la recompensa es lo que refuerza el hábito y asegura que se repita en el futuro. Al gestionar de forma adecuada nuestras recompensas, podemos consolidar que nuestros hábitos se mantengan y se fortalezcan con el tiempo. Pero... ¿qué sucede cuando tenemos una recompensa positiva por una acción que no queríamos realizar?

Cada vez que nos quedamos en la cama esos cinco minutos más, estamos teniendo una recompensa inmediata mayor que si nos levantamos. Dentro de la cama, la recompensa de sentirse con energía gracias al hábito de levantarnos a la misma hora a diario parece algo lejano, por lo que es mucho menos atractiva. Por lo tanto, cada vez que posponemos el despertador estamos reforzando este hábito. Cuanto más reforzado haya sido un hábito, más difícil será cambiarlo. Pero, ojo, no es imposible. Solo tenemos que hacer el mismo proceso a la inversa.

Para transformar un hábito que nos aleja de nuestra meta en uno que nos acerca a ella, podemos cortar este ciclo de cuatro pasos en cualquiera de sus puntos. Tenemos un amplio margen de maniobra y en el próximo capítulo veremos en profundidad cómo implementarlo. Pero, como mencionaba antes, lo primero que debes hacer es reconocer los hábitos que ya tienes y entender cómo funcionan en cada uno de los cuatro pasos. Es decir, empezar a practicar la identificación de las señales, los anhelos, las respuestas y las recompensas. Una excelente manera de hacerlo es llevando un diario de sueño en el que registres tus hábitos.

Actividad: durante una semana, anota en tu diario de sueño todos los hábitos relacionados con tus rutinas. Presta atención a las señales que desencadenan cada uno, el anhelo que sientes, la respuesta que tomas y la recompensa que obtienes. Una vez identificados, pregúntate si estos hábitos te están acercando a un mejor descanso o si es necesario hacer ajustes. Este ejercicio te ayudará a tomar conciencia de tus hábitos actuales y a planificar cambios pequeños y alcanzables que, con el tiempo, se automatizarán y mejorarán tu sueño de forma constante.

Es importante que no te castigues por los hábitos que estés ejecutando en este momento. Cada conducta que realizamos está impulsada por un deseo profundo: resolver un problema. Ya sea grande o pequeño, consciente o inconsciente, cada uno de nuestros hábitos tiene un propósito, y este es encontrar una solución. Si miramos de cerca, veremos que detrás de cada acción repetitiva se esconde una necesidad, un anhelo de mejorar algún aspecto de nuestra vida, aunque en el fondo nos esté perjudicando. Si al posponer la alarma se activara un resorte que nos sacara de la cama bruscamente, no volveríamos a hacerlo. Al igual que Delia al dejar todas las tareas de la casa en manos de su marido, estamos recibiendo un beneficio por mantener cada uno de nuestros hábitos, seamos conscientes o no de ello.

Para crear un hábito, debemos hacer que la señal sea obvia, que el anhelo se sienta irresistible, que la respuesta sea tan sencilla que no pueda fallar y que la recompensa resulte profundamente satisfactoria. Por otro lado, cuando se trata de eliminar hábitos que nos perjudican, el enfoque es el opuesto: debemos hacer la señal invisible, despojar al anhelo de su atractivo, dificultar la respuesta y asegurarnos de que la recompensa ya no tenga ese poder sobre nosotros.

Este proceso es más que un simple cambio de acciones; es un cambio de perspectiva. Es entender que cada pequeño ajuste que hacemos nos acerca un paso más a la vida que realmente deseamos. Y lo mejor de todo es que este poder está en nuestras manos.

En el próximo capítulo, nos adentraremos en el arte de crear y eliminar hábitos del sueño. Aprenderemos a dividir cada hábito en sus partes fundamentales: la señal, el anhelo, la respuesta y la recompensa.

# 9

Más allá de la motivación

¿Este capítulo es quizá el más esperado del libro? Una vez hemos entendido cómo funciona nuestra motivación y cómo se generan los hábitos, hemos de comprometernos a la práctica. Sin embargo, si simplemente te pones a practicar cualquier cosa a lo loco, es probable que termines volviendo a abandonar los hábitos, como puede que ya te haya ocurrido. Necesitamos aplicar de forma estratégica lo que hemos aprendido sobre la motivación y la creación de hábitos.

En el capítulo anterior hablamos de la señal, el anhelo, la respuesta y la recompensa, según la nomenclatura utilizada por James Clear.[22] Este proceso de condicionamiento lo han descrito diversos autores, pero utilizaremos el suyo, por su simplicidad. ¿Preparado?

22. Clear, James, *op. cit.*

Si has hecho los deberes, habrás pasado al menos un día observando tus hábitos del sueño durante la jornada, como pueden ser comer a deshoras, posponer la alarma, llevarte el teléfono a la cama o, por el contrario, durante la noche levantarte a la misma hora, salir de la cama cuando no consigues dormirte, etcétera. Es importante esta revisión, porque si no somos conscientes de qué es lo que queremos cambiar, es muy poco probable que consigamos cambiarlo.

Además, hay que tener en cuenta que los hábitos son una estrategia a largo plazo, por lo tanto, han de introducirse lentamente. Es importante elegir los más sencillos que se adapten a nuestras vidas, en lugar de plantearse de la noche a la mañana cambiar todo de golpe... para, otra vez, abandonar a los pocos días. Recuerda que tirar la toalla es un hábito como cualquier otro y si has observado que tiendes a sobrecargarte de responsabilidades, cansarte y dejar a medias el camino que habías elegido, este mensaje es para ti: tómatelo con calma.

Uno o dos hábitos a la vez. Póntelo fácil. Piensa en lo que más impacto tendrá con el menor esfuerzo posible. Por ejemplo, dejar el teléfono fuera de la habitación o poner una alarma tres veces al día para tomarte un minuto y detener tu mente puede tener mucho más impacto que pretender cambiar tus horarios de las comidas, la cantidad de deporte que haces o dejar de estudiar en la cama. Pero, ojo, que para otra persona puede ser justo al revés.

Para una persona muy inactiva cambiar la cantidad de ejercicio que hace puede generar un mayor impacto que para otra más activa. Por eso es importante que analices tus «puntos débiles», por así decirlo. Quizá te sea un poco difícil verlo por ti mismo al principio. En mi programa, adaptamos los hábitos que se van a tomar a las necesidades de cada persona y siempre viene muy bien esta mirada externa. Si no la tienes, puedes preguntar a tus compañeros de piso o a tus familiares. A menudo, nos ayudarán a poner luz sobre algunos de nuestros puntos ciegos.

Una vez tenemos esta claridad y hemos elegido qué hábitos queremos transformar, es importante identificar los cuatro pasos: la señal, el anhelo, la acción y la recompensa. El siguiente punto será diseñar un nuevo camino para que nuestro cerebro se acostumbre. Veremos a continuación cómo podemos influir en cada uno de los pasos del hábito.

Adiós a la fuerza de voluntad, esto es más efectivo

¿Alguna vez caminando por la calle has pasado al lado de un restaurante o una panadería y has podido oler algo delicioso que estaban cocinando dentro? Es muy probable que no tuvieras hambre en ese momento, pero con solo sentir ese delicioso aroma, se despierta en ti el deseo de probar lo que sea que estén haciendo. Esto no es casualidad. Casi todos tenemos asociado el olor a comida recién hecha con la hora de comer. Es un estímulo que viene junto con una acción que solemos ejecutar entre una y tres veces al día, dependiendo de la cultura. Por lo tanto, cuando sentimos esa señal, de inmediato nuestro cerebro lo asocia con la hora de comer, aunque no sea el momento o no tengas hambre realmente.

Siento decirte que, si has estado llevándote el teléfono a la cama o presionando el botón de «postergar», tienes el mismo tipo de condicionamiento. Has asociado cierta hora de la noche con ponerte a mirar las redes sociales en lugar de con dormir. Lo mismo sucede si te despiertas en medio de la noche de forma habitual. Probablemente hayas asociado ese estímulo con dar vueltas por la cama y «este es el momento para rumiar todo tipo de cosas que pasaron ayer o que sucederán mañana».

Para empezar a cambiar estos hábitos tenemos que cambiar las señales.

Si queremos establecer buenos hábitos, debemos hacer que las señales que los activan sean tan obvias que se vuelvan imposibles de ignorar. Por otro lado, si queremos deshacernos de un mal hábito, debemos hacer que la señal que lo provoca sea invisible, eliminando cualquier tentación antes de que aparezca. Fácil de decir, pero ¿cómo lo aplicamos?

La respuesta está en la base de la pirámide de Dilts, ¿te acuerdas? Se trata de nuestro entorno. Podemos ser unos maestros en organizar nuestro entorno para que favorezca un buen descanso. Lo sé porque habitualmente nos hemos convertido en maestros de justo lo contrario. Ahora que hemos decidido qué hábitos vamos a implementar, necesitamos que nuestro entorno nos ayude a conseguirlo. Para ello, colocaremos señales que estén a la vista cuando las necesitemos y que nos recuerden lo que queremos lograr.

Por ejemplo, si quieres acostarte a la misma hora todas las noches, puedes fijar un recordatorio, como una alarma en tu teléfono, que te indique que es hora de empezar tu rutina nocturna. Si has decidido que vas a leer quince minutos antes de dormir, al hacer la cama por la mañana puedes colocar un libro en tu almohada para que te recuerde que eso es lo que quieres hacer.

Otra forma eficaz de hacerlo es asociar estos nuevos hábitos con objetos o rutinas diarias que ya están bien establecidos en nuestra vida. Si todas las noches recoges la cocina antes de acostarte, puedes asociar «recoger la cocina» con que inmediatamente después irás a por tu libro. Esta técnica es muy efectiva, porque puedes diseñar una rutina sencilla en la que un hábito sea la señal para el siguiente.

Por ejemplo: recoger la cocina es señal de poner el agua a calentar para una infusión; preparar la infusión, la señal para poner un temporizador de lectura; poner el temporizador, la señal para sentarte en tu sofá y leer durante quince minutos mientras disfrutas la infusión; que suene el temporizador, la señal para lavarte los dientes... Es posible que al principio cueste un poco acordarse de todos los pasos, pero conforme los vayas practicando exactamente en el mismo orden un día tras otro, ahorrarás tal cantidad de energía que lo difícil será ejecutar la rutina de manera diferente.

Por otra parte, con los hábitos que tenemos establecidos, la historia es la opuesta, queremos esconder todas las señales que sean posibles desencadenantes. Esto significa eliminar de nuestro entorno las tentaciones que nos llevan a caer en esos malos hábitos.

Uno de los mayores errores que cometemos a la hora

de establecer nuevas rutinas es confiar en nuestra fuerza de voluntad. Ya hemos visto en el capítulo anterior que tenemos todas las de perder, sobre todo si estamos cansados al final del día, ya que solemos darnos ciertas recompensas porque nos lo merecemos después del día tan duro que hemos tenido. Por eso, si no quieres quedarte hasta tarde enganchado a series de Netflix y ya tienes un largo historial de pasar hasta altas horas de la madrugada viendo «solo un episodio más», lo mejor es que directamente no empieces. Una mala costumbre que debería erradicarse por el bien de nuestro descanso es tener la televisión en el dormitorio; si tienes la costumbre de verla antes de dormir, considera llevarla a otra habitación.

Otra de las grandes tentaciones es el móvil. Si tienes el hábito de mirarlo en la cama, una forma efectiva de romper con él es dejarlo fuera de la habitación. De este modo, la señal —el móvil a tu lado— desaparece y la tentación se reduce. ¿Qué sucede? Muchos tenemos una adicción severa a estos aparatos y es posible que sea muy difícil establecer nuevas señales para cambiar este hábito. Por ejemplo, podemos planificar que asociaremos lavarnos los dientes con poner la alarma y dejar el teléfono en otro cuarto, pero, al poner la alarma, es posible que veamos un mensaje o una notificación. Esta señal está plantada en nuestro cerebro de manera muchísimo más profunda, de forma que lo más probable es que lo abramos para contestar o mirar eso tan interesante.

Si has detectado que esto te está sucediendo, para eliminar la tentación son muy efectivas algunas aplicaciones que directamente bloquean el teléfono a partir de cierta hora, de modo que, aunque quieras, no podrás utilizarlo. Es normal sentir cierto síndrome de abstinencia las primeras noches, pero después es una maravilla ser libre de esta adicción, al menos en unas horas específicas en las que tanto afecta a nuestro bienestar diario.

Convierte tus buenos hábitos en toda una experiencia

Ya introducimos este tema en el capítulo anterior, pero gran parte de por qué creamos nuestros hábitos viene para conseguir algo que deseamos o evitar otra cosa que no queremos. Esta es una ley básica del conductismo. Para desenmascarar nuestros hábitos actuales podemos hacernos la siguiente pregunta: ¿qué es lo que realmente me mueve a actuar así? Como hemos visto, detrás de cada hábito, ya sea positivo o negativo, encontraremos un deseo profundo o una necesidad que buscamos satisfacer. También puede ser el deseo de evitar algo. Para guiarnos, puede resultar muy útil la pirámide de Maslow que estudiamos en el capítulo anterior. Por ejemplo, sabemos que caminar diez mil pasos todos los días es un hábito saludable que nos mantendrá sanos por más tiempo y nos ayudará a dormir mejor. Tenemos el deseo de ser esa persona activa, que está en contacto con su cuerpo, que se permite esos espacios para sí misma... Este es un deseo aspiracional de la pirámide. Sin embargo, cuando llega la hora de salir a caminar, nos invade la pereza. Si no tenemos el hábito, es mucho más fácil quedarnos en casa descansando antes que ponerse en acción. Esto es porque los hábitos no tienen una gratificación instantánea. Especialmente al principio, no conseguirás nada agradable por salir a caminar. Sin embargo, después de cierto tiempo te sentirás más ágil, más fuerte, más tranquilo...

Trabajar este hábito a nivel de señal, puede ser tan sencillo como ponerte la ropa y los zapatos para caminar justo después de comer, por ejemplo. Es raro ponerse la ropa de caminar o ir al gimnasio y no hacerlo, ¿no? Pero vayamos un paso más allá. Digamos que te da pereza incluso ponerte la ropa. La tienes ahí, encima de la silla, la has preparado..., pero no quieres salir a caminar.

Es en este punto cuando necesitamos hacer que ese anhelo de ser más saludable se convierta en algo irresistible.

Al mismo tiempo, para deshacernos de los hábitos que nos perjudican, como quedarnos en el sofá viendo la tele, debemos restarles todo el atractivo posible.

¿Cómo hacemos esto? Fácil, vamos a asociar los hábitos positivos con sensaciones y experiencias que realmente disfrutes. Para hacer esto, necesitas conocer bien lo que te gusta hacer, aunque siempre puedes probar nuevas experiencias que te inviten al disfrute. Por ejemplo, puedes asociar el momento de salir a caminar con escuchar tu pódcast favorito. También puedes quedar para ir al gimnasio con una persona con quien te encanta pasar tiempo, para así convertirlo en una actividad social positiva.

En cuanto a rutinas nocturnas, piensa en lo placentero que puede ser terminar el día con una ducha caliente que te relaje o en la calma que sientes al escuchar música suave mientras te preparas para dormir. Hace tiempo escuché en un pódcast la historia de una mujer que había puesto sábanas de seda en su cama y generado el ritual de que, cuando sonaba el despertador, lo primero que hacía era abrazar la almohada con su textura favorita, mientras miraba la lista de bendiciones que podía agradecer en su vida, que había pegado en la pared para que fuera lo primero que viera al despertar.

Pregúntate esto: ¿cómo puedo hacer de este hábito que me cuesta un momento de disfrute? En la respuesta a esta pregunta encontrarás la clave para facilitar que quieras repetir el hábito una y otra vez, ya que lo asociarás con algo que te proporciona placer inmediato. Así el cerebro lo percibe como una recompensa en sí misma. El simple hecho de saber que te espera ese momento especial al final del día puede ser suficiente para que sigas tus hábitos de sueño sin tanta resistencia.

En el caso de que no encuentres absolutamente nada que pueda hacer más atractivo ese hábito, puedes asegurarte de darte una recompensa justo después de ejecutarlo. Debe ser lo bastante poderosa como para animarte a hacerlo. Por ejemplo, si te cuesta salir de la cama cuando te desvelas por la noche, puedes tener preparado todo para que sea una experiencia maravillosa: hacerte una infusión, tener una mantita esperando en tu rincón favorito para arroparte, un libro, un puzle o algo agradable y relajante que puedas hacer en ese momento.

Por otro lado, cuando se trata de eliminar hábitos que te alejan del descanso, queremos el efecto opuesto: hacer que pierdan su atractivo. ¿Por qué es tan tentador quedarse viendo series hasta altas horas de la noche o revisar las redes sociales en la cama? Esos hábitos están diseñados para darnos una gratificación inmediata: entretenimiento, distracción, una sensación momentánea de conexión. ¿Cómo podemos hacer este hábito más desagradable? Me viene a la cabeza una aplicación que bloquea el uso de redes sociales en ciertos horarios predefinidos por el usuario. Para volver a utilizarlas, debes pagar una «multa». En la mayoría de los casos, esta multa es un refuerzo lo bastante desagradable para que deje de ser atractivo.

Podemos utilizar toda nuestra creatividad para hacer estos hábitos agradables más desagradables, pero, al final, la más sencilla es cambiar cómo pensamos sobre ellos. Siendo conscientes de que estos hábitos están satisfaciendo una necesidad más profunda, también podemos ver cómo se podría cubrir esta con un hábito más saludable y así generar un pensamiento negativo hacia este.

Por ejemplo, es posible que tengas el hábito de utilizar la cama para todo tipo de actividades. Leer, estudiar, trabajar, ver películas, etcétera. Si quieres crear el hábito de utilizar la cama solo para dormir y eliminar el de, por ejemplo, utilizar el portátil en la cama, plantéate lo siguiente: ¿qué necesidad estás cubriendo al hacer esta actividad? Por ejemplo, comodidad, efectividad, diversión. Sabes que puedes estar en el sofá o en una mesa incluso más cómodo que en la cama. Ese es el nuevo hábito.

Ahora, cuando veas que te diriges a la cama con el portátil, piensa en todo lo negativo que te proporciona realizar esa actividad. Es malo para tu espalda y para tus ojos, tener el portátil sobre una superficie como la cama puede dañarlo, produce que relaciones tu cama con diversión y trabajo en lugar de con descansar... Estoy segura de que pensar en esto hará esta acción mucho menos atractiva. Busca en tus malos hábitos estas partes negativas para que sea mucho más difícil disfrutarlos. Después, sustitúyelos por unos que satisfagan tu deseo o necesidad y que, a la vez, sean saludables para tu descanso.

Actividad: te sugiero un ejercicio de visualización para profundizar en este apartado. Primero, visualízate como la persona que quieres ser en cinco años, en la que te convertirías si aplicas todos estos cambios saludables en tu vida. ¿Cómo te ves? ¿Cómo te sientes? Permítete un tiempo para observar esta versión de ti.

Ahora vuelve a contemplarte como la persona que eres y cómo te verías dentro de cinco años si no aplicas cambios. ¿Cómo sería tu vida? ¿Cómo te sientes? ¿Cómo te ves? ¿Cómo te perciben los demás?

Escribe en tu cuaderno de qué te has dado cuenta.

Ponte las cosas fáciles

Cuando hablamos de construir buenos hábitos del sueño, uno de los principios más importantes es la simplicidad. Cuanto más fácil sea realizar una acción, más probable será que la repitas. Queremos reducir la resistencia que sientes a la hora de llevarla a cabo. Nuestro cerebro es vago por naturaleza, es decir, quiere economizar la energía que utiliza. Si se ve en la situación de elegir entre algo fácil y algo difícil, se decantará por lo fácil a menos que haya alguna razón de peso para no hacerlo (como por ejemplo una gran recompensa, aunque eso lo veremos en un momento). En esto se basa gran parte del éxito de mi programa. Busco siempre la manera más sencilla de que mis alumnos consigan el objetivo. Si te fijas, los hábitos que te he propuesto no son nada complicados. A la vez, lo que hacemos para eliminar un mal hábito es volver esa respuesta lo más difícil posible.

Por ejemplo, imaginemos que quieres crear el hábito de hacer veinte minutos de yoga cuando te levantes por la mañana. Póntelo fácil. Prepara tu entorno la noche anterior para que todo esté listo cuando llegue el momento. Pon la esterilla en donde quieras practicar, deja la ropa en un lugar visible (siempre el mismo), pon tu despertador en la habitación donde realizarás la actividad. Si llegas a la habitación porque escuchaste el despertador, te has levantado y tienes todo preparado frente a ti para ponerte a practicar, será mucho más fácil que lo hagas sin pensar ni un momento.

Otro ejemplo es el uso de recordatorios para tomarte

unos minutos de pausa durante el día. Puedes ponerte un recordatorio diario y elegir una rutina superfácil, como cerrar los ojos y realizar respiraciones profundas durante el tiempo que hayas decidido. Así no tienes que depender de tu memoria o de la fuerza de voluntad para acordarte de parar.

Por el contrario, cuando se trata de eliminar hábitos que perjudican tu sueño, debes hacer que sean tan complicados que resulten poco atractivos. Si tu mal hábito es comer entre horas, puedes poner los «sospechosos habituales» como bollos, chucherías y aperitivos varios en un lugar de difícil acceso o, incluso mejor, bajo la custodia de otra persona. A menudo el simple hecho de tener que pedir el acceso ya es suficiente para disuadirnos. Si no, al menos creas una barrera adicional que te hace pensar dos veces antes de caer en la tentación.

Esto está relacionado con el compromiso. A menudo es mucho más fácil comprometerse con otros que con nosotros mismos. Por eso, tener a personas en las que apoyarnos para rendir cuentas es muy beneficioso para progresar. Por ejemplo, puedes involucrar a tu pareja o a algún amigo para iros a la cama o despertaros a una hora determinada. En el curso, mis alumnos hacen esto entre ellos y resulta extremadamente efectivo para mejorar su capacidad de compromiso.

Te mereces un premio

El otro día, una alumna me contó una anécdota que me dejó reflexionando. Durante las pruebas de acceso a la universidad, tuvo que hacer un examen de Historia del Arte. A todos los estudiantes les daban a elegir entre las mismas dos opciones, que recibían en un sobre cerrado ese mismo día. Ya preparada para examinarse, al revisar ambas pruebas, se dio cuenta con rapidez de que había un examen extremadamente fácil sobre el Imperio romano, mientras que la segunda opción era una prueba bastante más compleja basada en el Renacimiento. Ella miró a su alrededor, vio a la mayoría de sus compañeros decantándose por el examen más fácil y... empezó a contestar el difícil.

¿Cómo es posible? Te he dicho antes que nuestro cerebro tiende a la pereza y a economizar energía, y es totalmente cierto. Sin embargo, hay una gran excepción. Los seres humanos y todos los animales actuamos para conseguir recompensas. Volvemos a la ya mencionada satisfacción de deseos y necesidades, que al final no es más que eso, una recompensa. En este caso, se trataba de una persona muy autoexigente. La recompensa que ella estaba buscando no era conseguir una nota más alta, sino el reconocimiento de haber superado una prueba difícil. A esta mujer, el enfrentarse a un reto le proporcionaba mayor gratificación instantánea que contestar una prueba de la que ya sabía todas las respuestas sin apenas pensar. Por eso necesitas conocer muy bien lo que para ti es una recompensa, porque lo que para una persona es gratificante a otra le da completamente lo mismo.

Y aquí está la clave, en la gratificación instantánea. Para que un hábito se mantenga en el tiempo, debe proporcionarnos una recompensa inmediata y agradable. De la misma manera, para deshacernos de un mal hábito, debemos hacer que la recompensa que solía motivarlo pierda su atractivo, convirtiéndola en algo insatisfactorio.

Por eso, para que los hábitos de sueño se afiancen en tu rutina diaria, es esencial que estén asociados a recompensas que realmente disfrutes. Por ejemplo, si has decidido leer un libro antes de dormir en lugar de revisar tu móvil, elige una lectura que te apasione, algo que te haga desear ese momento de calma antes de acostarte... Siempre que esto sea algo relajante y vayas a poder despegarte del libro cuando llegue el momento de irte a la cama. Recuerda que no terminar los capítulos es importante para respetar tu ventana de sueño. Con el tiempo tu cerebro empezará a asociar la rutina nocturna con una experiencia positiva, lo que reforzará el hábito de modo natural.

Otra forma de hacer satisfactorios los hábitos del sueño es enfocarte en las recompensas a corto plazo que producen. Por ejemplo, detenerte a echar una siesta de quince minutos puede ser muy agradable por la sensación de alivio y descanso con la que te levantas.

Por el contrario, si queremos eliminar los hábitos que nos impiden descansar bien, debemos hacer que las recompensas que solían ofrecer pierdan su atractivo o estén ligados directamente a un castigo.

Para ello, puedes imaginar que sufres algunas de las consecuencias a largo plazo de las que hablamos en el segundo capítulo. Te puedes visualizar gordo, enfermo, sin poder viajar solo, sin poder llevar la compra a casa... Un poco la misma estrategia que siguen las autoridades con las fotos de las cajetillas de tabaco. El asunto es conseguir que pienses dos veces antes de volver a tus antiguos hábitos.

Otra idea sería comprometerte con otra persona a que cada vez que postergues tu alarma por la mañana dones cierta cantidad de dinero a una organización benéfica. Creatividad al poder. Estas estrategias pueden servirte para todo tipo de hábitos, también los de alimentación y ejercicio físico. ¿Quieres empezar a comer más saludable? Puedes aprender a cocinar de manera que este tipo de platos te sean más atractivos. ¿Quieres hacer deporte más a menudo? Si el gimnasio no es algo que te entusiasme, puedes encontrar otras actividades que te ayuden a divertirte, como pueden ser la escalada, el yoga, el tenis... Es importante que encuentres recompensas, incluso en esas cosas que te cuesta hacer.

Hemos visto un montón de ideas que, aunque parecen sencillas, pueden tener una gran influencia en tus hábitos. Pero lo importante no es solo conocerlas, sino ponerlas en práctica sin que te cueste esfuerzo. Aquí el truco está en crear un entorno y unos sistemas que hagan que estos nuevos hábitos se integren en tu vida casi sin darte cuenta. Cuantas menos decisiones tengas que tomar, más fácil será que los hábitos elegidos se conviertan en algo automático. Toma las decisiones antes. Después, «simplemente», haz lo que te has propuesto.

A estas alturas, me parece reseñable recordar que la motivación no siempre estará de tu parte. Por eso, es fundamental apoyarte en tus sistemas y rutinas, que estarán ahí para cuando la fuerza de voluntad falle. Crear un entorno favorable para el sueño, establecer rutinas sólidas y evitar complicaciones innecesarias en tu día a día te ayudarán a dormir mejor.

En el siguiente capítulo, hablaremos de otro aspecto importante para tu descanso: las emociones. Hasta ahora, hemos hablado de cómo lo que hacemos durante el día afecta a nuestro sueño, pero no podemos olvidar que cómo nos sentimos también juega un papel casi tan relevante. ¿Te ha pasado alguna vez que, después de un día emocionalmente intenso, te cuesta dormir? Las emociones, tanto las buenas como las malas, pueden influir mucho en cómo descansamos.

Vamos a ver cómo manejar mejor tus emociones para que, junto con los hábitos que ya has empezado a trabajar, puedas dormir mejor y, en definitiva, vivir mejor. Porque, al final, no es solo lo que haces, sino también cómo te sientes mientras lo haces.

10

Las emociones del mal dormir

Llegados a este punto del libro, sin duda ha quedado clara la importancia de los hábitos para mejorar el descanso. Sin embargo, a menudo me encuentro casos de personas que están haciendo «todo bien», al menos en cuanto a hábitos, pero que no consiguen dormir. Esto es porque las rutinas por sí solas no siempre son suficientes. Los hábitos no funcionan en el vacío; están profundamente conectados con nuestras emociones. Por lo tanto, su éxito depende, en gran medida, de cómo gestionamos lo que sentimos.

Si nuestras emociones están fuera de control, será mucho más complicado establecer hábitos saludables y mantenerlos. El miedo, la autoexigencia o el deseo constante de control pueden hacer más difícil que accedamos a un buen descanso. Esta influencia funciona en ambas direcciones: por una parte, nuestras emociones influyen directamente en nuestros comportamientos y, por consiguiente, en los hábitos que queremos mantener. Por otra, los hábitos que elegimos también tendrán un gran impacto en nuestro sentir. No nos sentimos igual después de una saludable cena casera rica en triptófano, una lectura agradable y tiempo en familia que después de cenar una bolsa de fritos y una cerveza viendo la tele a las once de la noche.

En este capítulo, exploraremos cómo nuestras emociones, sobre todo el miedo, la autoexigencia y la necesidad de control, afectan a nuestra capacidad para dormir. Al entender su influencia y aprender a gestionarlas, podemos hacer que, junto con los hábitos, trabajen a nuestro favor para combatir el insomnio.

Si tuviera que nombrar la emoción principal que impide el descanso, sin duda sería el miedo. Cuando nos sentimos asustados, preocupados o inseguros, el cerebro activa un sistema de alerta que impide que nos relajemos. Esta respuesta está profundamente enraizada en nuestro cerebro primitivo, el cual está diseñado para protegernos de posibles amenazas. Ante una situación de peligro, como lo sería enfrentarnos a un depredador en tiempos ancestrales, el cerebro mantiene nuestro cuerpo en estado de vigilancia para garantizar nuestra supervivencia. Si nos relajamos demasiado, si «bajamos la guardia», podríamos ser vulnerables. Y aunque hoy en día no tengamos que preocuparnos por un tigre al acecho, el cerebro sigue respondiendo de la misma manera cuando siente que algo no está bien.

El problema es que, en lugar de depredadores, hoy en día los peligros que activan este sistema de alerta suelen ser emocionales: preocupaciones por el trabajo, problemas familiares o incluso el miedo a no poder dormir. Cuando nos preocupamos en exceso, este miedo activa nuestro sistema de «lucha o huida», generando un estado de alerta que hace casi imposible conciliar el sueño.

Sobre todo en las personas que llevan mucho tiempo sufriendo de insomnio, uno de los temores más comunes es, precisamente, el miedo a no dormir. Esta emoción se convierte en un círculo vicioso: cuanto más nos preocupamos por no dormir, más difícil se vuelve. Como ya hemos mencionado, al sueño hay que dejar que venga solo. Sin embargo, muchas personas se van a la cama pensando: «¿Cómo dormiré esta noche? ¿Y si no puedo dormir? ¿Otra noche como la de ayer?». Estas preocupaciones intensifican el estado de alerta del cerebro, lo que termina por alejarnos más del descanso.

Otra variante común es el miedo a las consecuencias de no dormir. Sabemos que una mala noche puede afectar de forma negativa nuestro rendimiento al día siguiente: nos sentimos irritables, desconcentrados y cansados. Este conocimiento añade presión y refuerza el ciclo de preocupación. Tememos cómo nos afectará en nuestra vida cotidiana, en nuestro futuro, en nuestro trabajo, en nuestra salud o en nuestras relaciones.

Sé lo complicado que puede ser cambiar estos pensamientos. Permíteme darte una nueva perspectiva, ahora que hemos visto cómo funcionan los hábitos. Mira esos pensamientos como un hábito más. Igual que cualquier otro común, como puede ser lavarte los dientes después de comer, tiene una señal, un anhelo, una respuesta... y, sí, una recompensa. La señal puede ser entrar en la cama y no dormirse de inmediato. Puede ser incluso dirigirse a la cama. Por eso insisto tanto en generar el hábito de levantarse de la cama cuando no podemos dormir. Un hábito negativo (dar vueltas en la cama aterrorizado) debe sustituirse por uno positivo. De esta forma es más fácil cortar el ciclo de pensamientos destructivos.

¿Qué «recompensa» estás buscando cuando piensas estas cosas? Seguramente tener razón. Sentirte seguro o en control. Puede incluso que compadecerte de ti mismo te dé una sensación agradable durante un momento. No importa. En todo caso, esos pensamientos están ahí y tenemos que reeducar a nuestro cerebro para cambiarlos por otros.

Por eso, el primer paso para reducir este miedo es cambiar lo que en PNL llaman el diálogo interno. Es decir, cómo te hablas a ti mismo. Debes saber que el cerebro no distingue entre un peligro real y uno imaginario. Si nos repetimos constantemente que no vamos a poder dormir, que la noche será terrible, nuestro cerebro se mantiene alerta porque percibe esa situación como una amenaza real. El resultado es que el sueño se aleja más y más.

Para modificar el diálogo, en lugar de pensar «Voy a pasar otra mala noche», debemos decirnos a nosotros mismos: «No pasa nada si no duermo bien esta noche, una mala noche no tiene consecuencias graves». Este cambio en la manera de hablar con nosotros mismos reduce la presión y permite que el cerebro se relaje. Piensa por un momento, ¿le hablarías así a tu hijo, a tu amigo, a tu pareja? Con toda probabilidad no. A un ser querido le dirías que todo va a estar bien, querrías tranquilizarlo y hacerle sentir protegido. ¿Por qué no hablarnos a nosotros mismos de igual forma?

El **miedo** es natural en todos los seres humanos, pero el modo en el que lo gestionamos es lo que marca la diferencia entre estar en paz o no. Cuando somos capaces de aceptar que una mala noche no es el fin del mundo, quitamos peso a la situación, lo que permite que el cerebro entienda que no hay una amenaza real. Esta es la clave para romper el ciclo del miedo y permitir que el sueño vuelva. Los miedos son los grandes enemigos del sueño.

Escribe en tu libreta: ¿cuáles son tus miedos? ¿Cómo te ves frente a ellos?

Otro gran enemigo del sueño que nos suele descolocar a nivel emocional son las **expectativas**. ¿Cuántas veces te has ido a la cama frustrado porque el día no ha salido como esperabas? Tenemos ideas sobre cómo debería ser nuestro día, nuestro año, nuestra vida, nuestras relaciones o nuestro trabajo. Creemos que, si todo fuera perfecto, seríamos felices, pero eso es un imposible. En el día a día viviremos situaciones que no nos gustan, es inevitable. Con este patrón de pensamientos, la imagen estática que tienes de cómo debería ser la vida se convierte en una fuente de frustración cuando no se cumple.

Mientras la vida sigue el camino que hemos diseñado, todo va bien. Pero, en cuanto no es así, nos frustramos y pensamos que todo va mal. Esto tiene que ver con buscar el bienestar fuera de nosotros, en lugar de dentro. Si, en cambio, nos dejamos llevar aceptando todo lo que sucede y recibiendo lo que la vida nos da y lo que tiene preparado para nosotros, la frustración desaparece. No tenemos esa sensación de que «las cosas no están yendo bien», porque, en realidad, no sabemos qué es lo mejor para nosotros. Esto no es tan fácil de asumir, lo sé. Significa soltar el control y estar abierto a la vida.

Hasta que lo hacemos, dependemos de lo que ocurre

fuera y de lo que nos dicen los demás para estar tranquilos. Por ejemplo, muchas personas son especialmente sensibles a las críticas o a los comentarios, sobre todo de sus jefes. No se sienten plenas, no confían en sí mismas y dependen de la aprobación de los demás para valorarse. Cuando los demás las halagan, se sienten bien, pero cualquier comentario negativo puede herirlas y defraudarlas. Si realmente fueran seguras de sí mismas, esos comentarios no tendrían tanto peso, y les daría igual lo que dijesen los demás.

Pero ¿cómo afecta todo esto a nuestra capacidad de dormir bien? Durante el día, todo esto pasa desapercibido porque estamos ocupados haciendo mil cosas. Pero, cuando por fin paramos, es cuando nuestra mente empieza a sacar a la luz esos pensamientos. Muchos alumnos me dicen «Es que me vienen todos los pensamientos cuando me meto en la cama», pero quizá es porque no les han dado espacio durante el día para aparecer. Estamos haciendo cosas constantemente o, si no, nos distraemos con Netflix o el móvil. Hay quienes se van a la cama con la radio o la tele puesta, para evitar incluso ese momento de estar consigo mismos antes de dormirse. Dicen que les relaja, pero en realidad es porque no quieren escuchar lo que su mente tiene que decirles.

Introducir momentos de silencio durante el día para

dar permiso a esos pensamientos, o después de la cena, siempre fuera de la cama, nos ayuda a soltarlos para que, cuando llegue la hora de dormir, ya no estén en nuestra mente. Escribirlos en un papel o en una libreta te ayudará mucho a sacarlos de la mente. (Si tienes este tipo de tendencia, hacerlo antes de una siesta de quince o veinte minutos puede ser un gran hábito).

A algunos nos cuesta estar a solas con nosotros mismos porque tenemos miedo de lo que podamos descubrir. Pero, cuanto más lo evitamos, más se queda dentro de nosotros, a nivel inconsciente. Y eso es lo que suele salir después, en mitad de la noche.

Muchos de mis pacientes ven desvelarse durante la noche como algo negativo y yo cada día les repito lo mismo: cambiad esa percepción. Despertarse no es necesariamente malo; al contrario, es una señal positiva. No dormir bien es una manera que tiene el cuerpo de avisarnos de que algo no está funcionando correctamente. Hay que agradecer esa señal, porque nos está indicando que es el momento de hacer un cambio.

Es fundamental cambiar la forma en la que interpretamos ese despertar nocturno. Si lo ves como algo negativo, entras en un bucle mental que te genera más estrés. Pero si lo miras desde otra perspectiva y piensas «Mi cuerpo me está avisando, ¡gracias por darme esta señal!», puedes aprovechar ese momento para reflexionar y trabajar contigo mismo, algo que quizá no has tenido tiempo de hacer durante el día.

Tanto si no consigues dormirte, como si te despiertas en medio de la noche, lo más probable es que con todo ese torrente de pensamientos también surjan las emociones que hemos estado evitando. Es el momento perfecto para reflexionar y darse cuenta de qué nos estamos resistiendo a aceptar, qué expectativas y miedos nos quitan el sueño.

Al final, no podemos controlar lo que ocurre a nuestro alrededor, pero sí cómo interpretamos esas situaciones. Las personas que tienen problemas de sueño tienden a desarrollar una visión negativa de lo que les sucede y una sensación de falta de control para cambiarlo, y ese ciclo de pensamiento negativo se activa de forma automática. Muchas veces, ni siquiera son conscientes de ello. Algo que hago con mis pacientes es ayudarlos a identificar ese pensamiento automático y negativo, y después mostrarles cómo cambiarlo.

Para ello, una gran pregunta que podrías enmarcar y poner en tu mesilla de noche es la siguiente: «¿Cómo puedo interpretar esta situación de otra manera?». Si tomas el hábito de preguntarte esto, pronto tendrás una vida distinta. Esto es porque las situaciones nunca son blancas o negras, siempre hay un modo diferente de verlas. Si tiendes a ver el vaso medio vacío, es importante aprender a cambiar esa percepción. Primero, debes ser consciente de que lo estás interpretando de forma negativa; una vez lo reconozcas, es el momento de darle la vuelta.

¿Cómo puedes ver el lado positivo?

No se trata solo de lo que nos toca vivir, sino de cómo lo interpretamos y cómo lo gestionamos. Muchas veces sentimos una emoción, pero en lugar de aceptarla, la rechazamos, la tapamos. Y esta, al no haber sido procesada, se queda ahí, como una deuda pendiente.

Hace poco leí un libro que trataba justo de este concepto: «dejar ir».[23] Habla de la importancia de aceptar las emociones en lugar de resistirnos a ellas. Cuando no aceptamos lo que sentimos, cuando nos oponemos, solo conseguimos aumentar su intensidad. En cambio, cuando dejas que la emoción salga y la aceptas, aunque sea muy negativa, su intensidad disminuye con el tiempo, hasta que finalmente desaparece.

Cuando sientes rabia, esa emoción puede durar diez o quince minutos, pero después se esfuma. Lo mismo ocurre con la tristeza: puedes llorar durante media hora, pero luego la sensación se disipa. La clave es permitirte sentir esas emociones durante ese corto periodo de tiempo, por-

---

23. Hawkins, Dr. David R., *Dejar ir: El camino de la liberación*, Barcelona, El Grano de Mostaza, 2021.

que una vez que las experimentas, tienden a desaparecer. Incluso si vuelven, la segunda vez no durarán tanto. Quizá la rabia esté presente solo quince minutos y la tercera vez serán solo cinco. Con el tiempo, habrás aceptado y procesado esa emoción.

Es verdad que en ocasiones no puedes simplemente dejarte llevar, como ponerte a llorar media hora en el trabajo. Para eso son importantes las pausas que mencionábamos antes: esos momentos en los que podemos parar y sentir la emoción que hemos estado evitando. Quizá, durante una pausa, te permitas llorar un rato, y después sigas adelante. Es algo similar a lo que en catalán llamamos el *racó de pensar*, ese rincón que usamos con los niños cuando necesitan reflexionar. Pues los adultos también necesitamos un espacio en nuestro día para pensar, especialmente las personas que tienden a dar muchas vueltas a las cosas. Decirles a esos pensamientos rumiantes «Ahora no toca, más tarde te daré tu espacio» es una manera de gestionarlos. Eso sí, es importante dejar un momento del día para que esos pensamientos y emociones afloren, para que no vengan a buscarnos por la noche.

Dedica ciertos momentos al día para pensar y evita hacerlo a todas horas. Dile a tu mente: «Luego te daré permiso para pensar».

Además, son los pensamientos los que a menudo generan nuestras emociones. La relación entre pensamiento y emoción es muy estrecha. Lo que yo pienso sobre una situación es lo que genera la emoción. Por ejemplo, si tengo la creencia de que una relación de pareja debe ser idílica y debemos estar siempre juntos, el primer día que mi pareja me diga «No quiero convivir contigo», lo interpretaré como una señal de que no me quiere lo suficiente. Esa interpretación genera un malestar, porque la expectativa no se ajusta a mi realidad.

Nuestras creencias influyen en nuestros pensamientos y estos en nuestras emociones, que a la vez nos predisponen a nuestras conductas.

Muchas de nuestras creencias no son reales; las hemos adquirido a lo largo de la vida a través de la educación, la sociedad o nuestras experiencias. Estas creencias limitantes son las que generan los pensamientos, y estos son los que nos provocan emociones. Aunque hay teorías que dicen que es la emoción la que genera el pensamiento, yo me inclino más a pensar que primero es el pensamiento y la interpretación que hacemos de una situación lo que determina cómo nos sentimos. En cuestión de segundos, podemos pensar en algo negativo y padecer tristeza, y al instante siguiente, recordar algo positivo y sentir alegría. Al final, es nuestra mente la que determina qué emoción vamos a experimentar.

Aunque también en algunos momentos puede ser a la inversa: cuando estoy triste y me pongo música para bailar, en pocos minutos ya me encuentro mejor. ¿Tú no? ¿Cuánto hace que no realizas cosas que te divierten o te hacen reír? Debemos cortar la espiral negativa y empezar por la conducta, que es lo que más depende de nosotros, es la primera opción.

¿Por qué cambia nuestro estado emocional dependiendo de nuestros pensamientos?

Porque, aunque no lo notemos, cuando pensamos generamos una vibración en nuestro cerebro, que empieza a trabajar con neurotransmisores, hormonas y otras sustancias que se producen en nuestro sistema nervioso. Nuestros pensamientos generan cambios físicos en el cerebro, y de ahí surgen las emociones. Es fascinante cómo lo que pensamos afecta a todo nuestro cuerpo, cómo reacciona dependiendo de si estamos pensando en algo positivo o negativo. Y, al final, tenemos el poder de elegir lo que pensamos.

Lo único que realmente podemos controlar no es lo que nos sucede, sino cómo interpretamos lo que nos pasa. ¿Qué hago yo con lo que me toca vivir? Muchas personas han experimentado traumas en su infancia o adolescencia, y algunas permiten que esos eventos definan y desestructuren toda su vida. En cambio, otras que han vivido situaciones similares logran utilizarlas para crecer, para ayudar a otros que han pasado por lo mismo. Aceptan lo que les ocurrió, aprenden de ello y consiguen llevar una vida plena. La diferencia está en cómo interpretan esos eventos y en si eligen quedarse atrapados en el pasado o avanzar, mantenerse en modo víctima y resignarse o asumir responsabilidad y tomar acción para tener esa vida que quieren y merecen.

Aquí es donde entra en juego la responsabilidad personal. A menudo caemos en el rol de víctima al pensar «Mira lo que me pasó, ya no puedo hacer nada». Es fácil encerrarse en ese pensamiento y pasar el resto de la vida lamentando lo ocurrido. Sin embargo, hay quienes deciden asumir la responsabilidad y decir: «Esto me ha pasado, pero no me define. ¿Qué puedo hacer para cambiarlo?». Es nuestra elección.

Lo mismo ocurre con el sueño. Algunas personas piensan: «Mi madre también dormía mal, yo ya soy mayor, es lo que toca». Adoptan el rol de víctima, se resignan y no hacen nada por mejorar. Pero cuando asumimos la responsabilidad, podemos decir: «Sí, estoy en la menopausia, pero eso no significa que no pueda dormir bien». Conozco a muchas mujeres de mi edad que duermen perfectamente. Entonces la pregunta es ¿qué puedo hacer yo? Y es ahí cuando tomamos las riendas de la situación y empezamos a buscar soluciones, asumiendo el rol de responsabilidad en lugar de refugiarnos en el victimismo.

Actividad: algo que me gusta trabajar con mis alumnos es la «no culpa, no queja». Cuando nos centramos en la queja o en buscar la culpa retroalimentamos la situación que nos disgusta o que nos altera. Focalizar la atención en esa situación es querer darle importancia y valor en nuestro día (o días).

Recuerda: donde pones el foco, se expande.

¿Realmente queremos dar permiso a ese pensamiento para que nos quite minutos, horas o días? Eso sí depende de nosotros. Yo decido qué quiero que esté en mi mente.

Cambia el foco y busca ese lado positivo. Céntrate en la solución y no en el problema. Céntrate en lo que tú puedes hacer para cambiar esa situación o ese problema. No busques culpables y responsabilízate del cambio.

Si te centras en esto durante unos días tus gafas de visión del problema y del mundo cambiarán.

11

La carrera de fondo del descanso

Eleanora es una lectora de mi primer libro que me contactó al cabo de un tiempo de leerlo. Había empezado a aplicar el método Roure con buenas intenciones y un plan claro para dormir mejor: una ventana de sueño de siete horas que le permitía, en principio, levantarse descansada. Durante las primeras semanas, todo marchó bien; incluso había conseguido lidiar con alguna que otra noche más inquieta. Sin embargo, al llegar un momento de mayor estrés en la escuela donde trabajaba, una racha de tres o cuatro noches de insomnio empezó a poner a prueba su capacidad para mantenerse firme. La ansiedad volvió a ganar terreno en su mente y con cada noche que pasaba sin descanso, el pánico al día siguiente crecía.

Una madrugada, después de dar vueltas hasta las cinco de la mañana sin pegar ojo, Eleanora decidió que no iría a trabajar. Aquella decisión le dejó una sensación amarga. Con el paso de los días, se fue dando cuenta de que su ansiedad no era únicamente por el insomnio, sino por el temor a no poder enfrentarse al trabajo. Aunque su día a día como profesora era exigente, había aprendido a organizarse y a aceptar que no podía tener todo bajo control. Pero al llegar la noche, cualquier mínima preocupación se transformaba en un bucle interminable de pensamientos sobre sus alumnos, tareas pendientes y conversaciones de pasillo. La cabeza le iba a mil, el corazón se le aceleraba y los suplementos que solía tomar no lograban calmar ese torbellino interno.

Cansada de la soledad de esas noches y del desgaste de enfrentarse al día sin energía, Eleanora buscó respuestas en el libro que la había ayudado tanto la primera vez. Recordaba los capítulos donde se hablaba de una mala noche como algo puntual, de no caer en la trampa de pensar que una noche en vela significaba un fracaso. «Una mala noche es solo una mala noche», se repetía Eleanora, pero las palabras empezaban a sonar vacías tras una semana sin dormir. Le costaba mantenerse firme en el mensaje y, aunque intentaba convencer a su mente de que aquel insomnio era pasajero, la desesperación le estaba ganando terreno.

Empezó a cuestionarse su compromiso con la ventana

de sueño. Tal vez, se dijo, estaba siendo demasiado estricta consigo misma. Quizá simplemente necesitaba aprender a vivir con el cansancio y a manejar sus expectativas. Así, empezó a echarse siestas largas y a recuperar sueño durante el día. Las noches empeoraron a la par que su humor y la negatividad de sus pensamientos. Una vez más, estaba en el punto de partida.

Piensa ahora en cualquier persona que sea un referente para ti por sus logros en la vida. Quizá pienses en Rafa Nadal, que ha competido al más alto nivel a pesar de las lesiones y el dolor, o en Rosalía, quien ha perfeccionado su estilo durante años para lograr ser reconocida por su música, siempre trabajando en los detalles. También podrías recordar a Salvador Dalí, quien, aunque conocido por su genialidad, mantenía una disciplina diaria de trabajo incansable en el arte. O en figuras internacionales como Steve Jobs, a quien, antes del despunte del Iphone, despidieron de Apple, para luego pedirle que volviera a salvar la empresa de la bancarrota.

Estas personas no llegaron ahí de milagro. Tan solo se propusieron un objetivo y decidieron avanzar en esa dirección a muy pequeños pasos cada día. Con seguridad puedo afirmar que también tuvieron sus días difíciles. Conseguir los objetivos tiene un único secreto: lo que desde fuera vemos como un logro milagroso, raramente lo es. Se trata de un esfuerzo constante y de un trabajo diario que, con el tiempo, se convierte en un éxito.

¿Te imaginas lo que habría pasado si la persona a la que más admiras hubiera decidido comportarse como Eleanora? Seguramente hoy ni siquiera la conocerías. Y sí, la mayoría de nosotros hemos vivido esa sensación de querer abandonar cuando las cosas se complican. Ya sea al intentar mantener un hábito, mejorar en una habilidad o alcanzar una meta personal o profesional, llega un punto en el que nos planteamos si todo el esfuerzo vale la pena.

Aquí entra en juego un concepto clave para el éxito a largo plazo: la determinación o, como lo llama Angela Duckworth, *grit*.[24]

Grit es, esencialmente, la capacidad de mantener el esfuerzo a lo largo del tiempo, sin importar las dificultades que surjan por el camino. Es el poder de seguir adelante, día tras día, incluso cuando los resultados no son visibles o cuando sientes que podrías estar fallando. Y la buena noticia es que no es un rasgo innato; no naces con determinación o sin ella. Es algo que puedes desarrollar y fortalecer con el tiempo, y una de las formas más efectivas de hacerlo es a través de una mentalidad de crecimiento.

La mentalidad de crecimiento, un concepto desarro-

24. Duckworth, Angela, *Grit: The power of passion and perseverance*, Nueva York, Scribner/Simon & Schuster, 2016.

llado por la doctora en Psicología Carol Dweck, se basa en la creencia de que nuestras identidades, habilidades y capacidades no están talladas en piedra.[25] Esto quiere decir que lo que percibimos como fracaso no es un estado permanente, sino que podemos cambiar, crecer y transformarnos tanto como sea necesario. Así, cada vez que fallas, tienes la oportunidad de aprender algo nuevo y de mejorar. Es un cambio de perspectiva radical frente a una idea que veo repetirse en algunas personas, el «si no lo has conseguido todavía, nunca lo conseguirás». Al cultivar tu determinación te estás rebelando contra ese estado de víctima del que hablábamos antes. La determinación te devuelve tu poder.

Es muy probable que en tu camino por mejorar tu descanso hayas probado distintas rutinas, diferentes técnicas, y que ninguna te haya dado los resultados que esperabas. Es posible incluso, que empezaras este libro o el anterior, mantuvieras tus hábitos una o dos semanas y ahora sientas frustración o desesperanza porque o bien estás pensando abandonar o crees que no funcionará para ti. Muchos de mis alumnos antes de entrar al programa pensaban: «Soy un caso perdido, soy yo, que no puedo dormir bien».

25. Dweck, Carol S., *Mindset: The new psychology of success*, Nueva York, Random House, 2006.

Pero ¿qué sucede cuando te empoderas, cuando decides adoptar una mentalidad de crecimiento? Este cambio de prisma te permite ver estos fracasos como parte del proceso de aprendizaje. No es que «no puedas dormir bien»; es que aún no has encontrado el sistema que te funciona. Y la clave está en seguir buscando, en seguir intentándolo hasta que lo consigas. Como has visto, no se trata de una solución única, sino que has de encontrar los hábitos que realmente se ajustan a ti y a tu rutina para dormir mejor... y aplicarlos de forma implacable.

Angela Duckworth lo resume a la perfección cuando dice que la determinación es «vivir la vida como si fuera una maratón, no una carrera de velocidad». No se trata de lograr el éxito de manera rápida y sin esfuerzo, sino de mantenerte en el camino durante el tiempo necesario para ver los resultados.

Uno de los estudios más interesantes de Duckworth tuvo lugar en la Academia Militar de West Point, donde los cadetes se enfrentan a uno de los entrenamientos más duros y exigentes del mundo. Muchos abandonan antes de completar el primer año. Al analizar a los cadetes que sí lograban completar el programa, Duckworth descubrió que no eran necesariamente los más fuertes ni los más inteligentes. Los que triunfaban compartían una característica común: tenían determinación (*grit*). Sabían que estaban en una carrera de fondo y no se dejaban desanimar por los obstáculos que surgían a lo largo del camino.

Esto no me sorprende lo más mínimo. En el programa, lo veo constantemente. Los primeros días es fácil mantener los hábitos. Las personas entran motivadas por la cantidad de casos de éxito que tenemos. Pero, tarde o temprano, llegan las dificultades. Así es como funciona la vida. Una noche en la que te cuesta conciliar el sueño, un día de estrés en el trabajo que te impide desconectar y vuelves a tener una noche en negro. Es en ese momento cuando se nota la diferencia: la persona que tiene determinación sigue adelante, continúa con el programa. De esta forma, cuando de vez en cuando surge de nuevo una noche en la que duermen mal, no se perpetúa en el tiempo, sino que se olvida rápidamente. Si la persona se queda en el victimismo de lo mal que ha dormido esa noche y lo fútil de sus esfuerzos, es probable que una noche se convierta en dos y termine abandonando. Aunque, por supuesto, tenemos formas de que esto no suceda, es importante que tú, que estás leyendo este libro sin el apoyo de una comunidad y profesionales expertos en el área, seas consciente de la importancia de no abandonar en ese punto y solicitar ayuda.

Cuando tenemos determinación, sabemos que el secreto no está en evitar los problemas, sino en hacerles frente. Si intentamos esquivarlos, solo empeoramos la situación. En cambio, al afrontarlos con la mentalidad de que son pequeños obstáculos en nuestro camino hacia un objetivo mayor, resurge la motivación de seguir aplicando los sistemas que hemos establecido. El éxito no llega de golpe, y menos en cuestión de descanso, sino manteniéndonos firmes en nuestro compromiso a largo plazo. Esto mismo nos ocurre en nuestro día a día. Recuerda: como haces una cosa, las haces todas. No es de extrañar que en cuanto empieces a cambiar tus hábitos del sueño, observes cambios en muchas otras áreas de tu vida.

Como ya he mencionado, dormir bien no es exactamente un talento o una habilidad innata. De hecho, muchas de las personas que parecen dormir sin esfuerzo, en realidad han construido a lo largo del tiempo hábitos que favorecen el buen descanso, sea porque en su familia ya los tenían, porque han hecho por construirlos o porque sin saberlo sus hábitos son adecuados. Cuando intentamos mejorar nuestros hábitos de sueño, es fácil caer en la comparación y pensar que otros tienen «más facilidad» para dormir, mientras que nosotros seguimos luchando por mantener una rutina constante. Este pensamiento puede desanimarnos, pero es importante recordar que el buen descanso no es el resultado de la suerte, sino del esfuerzo sostenido.

Es como aprender una nueva habilidad. Aunque algunas personas puedan tener ciertas ventajas iniciales, son el trabajo constante y la perseverancia los que terminan dando resultados. En el caso del sueño, implementar hábitos saludables, como mantener una hora fija para levantarse o crear un ambiente adecuado para dormir, requiere esfuerzo al principio, pero con el tiempo se vuelven automáticos y naturales.

Si alguna vez has pensado que «no eres de los que pueden dormir bien», te invito, de nuevo, a reconsiderar esta creencia. Cada pequeño paso cuenta.

¿Y cómo puedes desarrollar tu determinación y mantenerte motivado a largo plazo? Duckworth señala cuatro puntos principales, que me permito citar adaptados a este ámbito.

El primero es desarrollar cierta fascinación por lo que haces. Puede que, al principio, mejorar tus hábitos de sueño no te parezca algo emocionante. Pero si mantienes la mente abierta y sigues buscando formas de hacerlo más fácil y agradable, recordando darte esas recompensas inmediatas que te motiven a actuar en el momento, verás cómo se convierte en algo mucho más llevadero... e incluso agradable. He tenido pacientes que al inicio odiaban levantarse temprano y han acabado disfrutándolo, por el simple placer que les produce tener esos primeros instantes de la mañana para estar consigo mismos. Lleva un tiempo llegar a ese punto de disfrute, pero, de nuevo, es fruto de la práctica y la perseverancia. El segundo punto es la mejora diaria. No se trata de hacer cambios radicales de un día para otro. Como hemos mencionado antes, pequeños avances constantes, ese 1 por ciento, es lo que marcará la diferencia a largo plazo.

Hoy lograste levantarte con el despertador, dentro de una semana podrías intentar añadir una técnica de relajación antes de dormir... Lo importante es ir mejorando poco a poco, en lugar de intentar agregar todos los hábitos de golpe.

Otra cuestión que ya hemos tratado ampliamente es la motivación intrínseca. ¿Por qué o para qué quieres mejorar tus hábitos de sueño? Recuerda esa motivación que elegiste en el séptimo capítulo. Este propósito mayor es tu cinturón de seguridad: te ayudará a seguir adelante, incluso en los días en que sientas que no estás progresando.

Por último, debes adoptar la mentalidad de crecimiento: los fracasos no son finales. Si una técnica no te funciona, prueba otra. Si tienes una mala noche, no significa que siempre dormirás mal. Cada obstáculo es una oportunidad para aprender y ajustar tu enfoque.

Creo que es interesante mencionar aquí también algunos mecanismos de seguridad para cuando cueste más. Porque sabemos que somos imperfectos, que la vida a menudo tiene sus caprichos y de vez en cuando sucede algo que nos impide llevar a cabo ese hábito que estamos intentando mantener. Es entonces cuando muchas personas piensan «De perdidos al río» y tiran por la borda todo el esfuerzo que hicieron hasta el momento.

Además del apoyo de una comunidad, te puede servir utilizar lo que yo llamo la regla del segundo día: haces el acuerdo contigo mismo (o con tus compañeros) de que, si un día fallas, te lo permites, pero al día siguiente vuelves a hacerlo bien otra vez. No se trata de compensar. Si un día estás cansado, has tenido una mala noche y decides, por ejemplo, el domingo, no levantarte a tu hora, puedes hacerlo..., sabiendo que al día siguiente no habrá excusa. Es curioso, pero muchas veces, al acordarte de este compromiso cuando llegan esas voces de «Por un día no pasa nada», decides no saltarte tu rutina. Realmente lo que estamos buscando aquí es que puedas salir de tu rol como víctima, darle tiempo al jinete para volver a tomar las riendas del elefante como dice More y seguir el plan que te habías trazado. Esto te permite la seguridad de que, si un día pasa algo realmente importante y no puedes llevar a cabo tu hábito, puedes dejarlo, sabiendo que lo retomarás al día siguiente. Por otra parte, si ya has faltado a tu hábito, te ayudará a cultivar tu determinación y a no abandonar una rutina que te beneficiará a largo plazo. A veces fallar un día ya te hace tirar la toalla. No lo hagas, solo es una noche, no determina las siguientes. Cada una es una nueva oportunidad.

Otra pregunta que me hacen a menudo es qué podemos hacer cuando nos invade la pereza, la mente se resiste y no queremos llevar a cabo nuestra rutina. Ese momento en el que sabes que deberías salir a correr, apagar la televisión para dormir más temprano o incluso levantarte del sofá para hacer algo que llevas tiempo posponiendo, pero, de repente, te encuentras buscando excusas: «Solo cinco minutos más», «Mañana lo hago», «Ahora no es el mejor momento». Y así, ese pequeño hábito que querías implementar, como acostarte a una hora decente, se queda en el olvido.

Para combatir estos momentos de ceguera a mí me gusta mucho la regla de los cinco segundos de Mel Robbins.[26] Esta técnica se basa en la idea de que cuando sientes esa resistencia inicial a hacer algo, tienes una pequeña ventana de tiempo para actuar antes de que tu cerebro encuentre una excusa. Robbins propone que cuentes regresivamente desde cinco: «Cinco, cuatro, tres, dos, uno» y, acto seguido, hagas la acción que te está dando pereza hacer, sin darle tiempo a tu mente para debatir o cuestionar.

---

26. Robbins, Mel, *The 5-sSecond rule: Transform your life, work, and confidence with everyday courage*, Savio Republic, 2017.

Cuando aplicas esta técnica de los cinco segundos, tomas el control en el mismo instante en el que surge la pereza o la tentación de ignorar los hábitos que elegiste para ti. Muchos de los que tenemos problemas para dormir tenemos una mente muy activa y con mucha habilidad para generar excusas y razonamientos lógicos. Si la dejamos hablar el tiempo suficiente, nos acabará convenciendo. Al utilizar esta técnica, le cortamos la verborrea y pasamos a la acción.

Mel Robbins cuenta que estaba pasando una depresión cuando se le ocurrió esta técnica, sin motivación para levantarse de la cama cada mañana. Un día, mientras veía un despegue de la NASA en la televisión, le llegó la inspiración. De la misma forma que el cohete, decidió probar algo nuevo: contar hacia atrás desde cinco, como si fuera una nave a punto de despegar, y justo al llegar al «uno», se obligó a levantarse.

Ahora bien, una vez que has dado ese primer paso, puede que te enfrentes a la siguiente barrera: el esfuerzo de mantener el hábito. Para esto hay otro método que también es de gran ayuda. La técnica de los dos minutos. Esta sugiere que para formar un hábito no tienes que pensar en cumplir con todo el proceso de una sola vez. En su lugar, puedes comprometerte únicamente a hacerlo durante dos minutos. Por ejemplo, en lugar de pensar «Tengo que dejar el móvil fuera de la habitación todas las noches», lo que puede parecer abrumador si estás acostumbrado a usarlo antes de dormir, puedes empezar comprometiéndote a dejarlo fuera solo durante dos minutos antes de acostarte. Este pequeño gesto reduce la barrera mental y facilita la creación del hábito. Cuando hayas conseguido dos minutos se convertirán en cinco y así poco a poco hasta conseguir los treinta minutos o más.

De esta manera, te acostumbras de forma paulatina a que la cama sea solo para descansar y no para actividades como revisar el móvil. No importa si un día sientes que no podrás dormir sin mirarlo antes o si te parece que una última revisión de redes no hará daño; con solo dos minutos empiezas a construir una rutina. Y estos, con el tiempo, se convertirán en diez, luego en treinta y, antes de que te des cuenta, habrás creado un entorno libre de distracciones que favorecerá el descanso.

Al final, hacer algo un día utilizando la motivación no es difícil; lo complicado es mantener rutinas y construir los sistemas que te lleven a donde quieres estar. Aquí es donde muchas personas se quedan a medio camino. Pero tal como lo explicamos al principio, el truco está en avanzar cada día. Recuerda que lo importante no es tanto lo que haces de manera extraordinaria un día, sino lo que haces de forma consistente durante meses o años.

De este modo, construyendo sistemas que se mantienen en el tiempo con facilidad, no necesitas sentirte motivado todos los días para seguir adelante. De hecho, habrá días en que no lo estés. Pero la constancia no depende de la motivación, sino de tener un sistema en marcha. El *grit* o perseverancia, de lo que tanto hablan expertos como Angela Duckworth, es precisamente eso: mantener el esfuerzo incluso cuando no tienes ganas. Es la diferencia entre el que se rinde a mitad de camino y el que sigue adelante, a pesar de las dificultades, los altibajos y los días malos.

Cuando hablamos de un buen descanso, es el mismo juego: no es cuestión de buscar esa noche mágica en la que duermes ocho horas perfectas. Es cuestión de repetir los mismos hábitos todas las noches, de asegurarte de que tu cuerpo y tu mente tengan las condiciones adecuadas para descansar, y seguir adelante incluso cuando parece que no estás avanzando.

Y piensa que todo lo que estás aprendiendo también lo puedes aplicar a tu día, a tu vida. Tus noches solo son un reflejo de tus días.

12

Nunca es tarde para un buen descanso

Antes de continuar, quiero darte la enhorabuena. Has recorrido un largo camino hasta aquí, aprendiendo sobre la motivación, la importancia de crear rutinas y cómo implementar los principios del método Roure. En mi programa, hacemos una planificación personalizada dependiendo de las necesidades de cada alumno, para asegurarnos de que sigue los pasos más efectivos para su caso. Esto es imposible de hacer a través de un libro, pero en este capítulo vamos a hacer lo siguiente más cercano: veremos ejemplos de cómo otras personas, que estaban en situaciones similares a la tuya, lograron superar sus obstáculos y recuperar un descanso saludable. Quizá te den ideas de cómo aplicar las herramientas en tu caso. No importa cuán difícil parezca, cada pequeño paso te acerca un poco más a tus objetivos.

Así que si todavía te queda alguna duda de que es posible, este capítulo te lo demostrará.

Empecemos hablando de Ester, una enfermera de cincuenta y cuatro años. Nunca pensó que su insomnio tendría solución. Su trabajo en turnos rotativos la mantenía constantemente agotada, y por más que intentara regular su descanso, el estrés de estar siempre alerta le impedía conciliar el sueño. Durante años, se convenció de que su estilo de vida era incompatible con un descanso saludable. Cuando nos encontró a través de redes sociales, sintió un rayo de esperanza y decidió darle una oportunidad al método Roure.

Al empezar el programa, Ester vivía en un estado de agotamiento constante. Le costaba conciliar el sueño y se despertaba varias veces durante la noche, anticipándose a los cambios de turno o pensando en las responsabilidades del día siguiente. Su mayor reto era mantener una rutina de descanso coherente con un horario de trabajo tan cambiante. Intentaba compensar el cansancio durmiendo en sus días libres, pero esto solo empeoraba su insomnio.

Al principio, a Ester le costaba creer que los pequeños cambios que le propuse pudieran tener un impacto en su vida. Hasta ese momento, cada vez que había intentado implementar hábitos para mejorar el sueño, había terminado abandonando, convencida de que su situación era única y sin solución. Sin duda esta creencia era una de las principales causas de su insomnio.

El primer paso para Ester fue crear una ventana de sueño un poco flexible, que pudiera adaptarse a sus turnos de trabajo. También decidió hacer un cambio aparentemente sencillo: comprometerse a utilizar su cama solo para dormir. Quitó el televisor del dormitorio, dejó de usar el móvil en la cama y empezó a utilizar una pequeña lámpara de luz cálida para ayudar a su cerebro a relajarse. Además, creamos una rutina nocturna que la ayudara a desconectar del trabajo. Cada noche, sin importar a qué hora llegara a casa, se obligaba a sentarse en el sofá y leer un libro o escuchar música relajante antes de acostarse, en lugar de ir directa a la cama con la cabeza llena de preocupaciones. Le inquietaba muchísimo meditar, así que no lo incluimos en su rutina.

Ester no tardó en ser consciente de la importancia de regularizar sus turnos lo máximo posible, así que empezó a poner límites en cuanto a las guardias que cogía en el hospital. En su caso, el descontrol era en parte porque buscaba validación a través de su trabajo. Una vez se dio cuenta de esto, empezó a priorizarse y dejó de decir que sí a todos los cambios de turno.

Las primeras semanas fueron duras, de mucha adaptación. Sin embargo, Ester no cejó en su empeño, con el acompañamiento de todo el equipo. En menos de un mes, empezó a notar los cambios. Aunque algunos turnos seguían siendo irregulares, su cuerpo comenzó a asociar el entorno y la rutina que había creado con el momento de descansar. Ahora, aunque no siempre logra dormir las horas que desea, el sueño que obtiene es de mayor calidad y se siente con más energía durante el día. Lo sabemos porque toda la información está registrada en su diario del sueño.

Para los que somos de naturaleza más nerviosa, es importante recordar que, en la vida, hay situaciones que no seremos capaces de controlar. Pero Ester aprendió que lo que sí podía controlar era cómo enfocaba ella misma las situaciones. Siguiendo estos pasos, su mente dejó de estar constantemente alerta, y por primera vez en años empezó a despertarse sintiéndose descansada.

Otro caso que quizá pueda ayudarte es el de Tomás, un emprendedor de cuarenta años. Cuando llegó a mí, Tomás llevaba años atrapado en un ciclo interminable de trabajo nocturno. Su empresa estaba creciendo, y aunque disfrutaba del proceso, las largas jornadas de trabajo le pasaban factura. Sin darse cuenta, había adoptado el hábito de quedarse hasta tarde frente al ordenador, con la creencia de que la noche era el único momento en el que podía ser realmente productivo. Sin embargo, este «esfuerzo extra» le robaba algo mucho más importante: su descanso.

Las noches de Tomás consistían en trabajar hasta la madrugada, seguidas de una lucha constante para conciliar el sueño. Solía caer rendido para después despertarse varias veces en mitad de la noche, a menudo desvelándose durante horas. Al día siguiente, la falta de descanso afectaba a su concentración y a su rendimiento, lo que lo llevaba a trabajar aún más horas. El estrés acumulado y la falta de sueño se habían convertido en un círculo vicioso. En cierto punto, comenzó a depender de estimulantes como el café y las bebidas energéticas, que influían en su salud y su estado de ánimo.

Al inicio del programa, Tomás tenía dificultades para desconectar del trabajo. Siempre había algo más que hacer, otro correo que responder, otra tarea urgente que atender. Aunque sabía que necesitaba cambiar sus hábitos de sueño, la presión por mantener su negocio en marcha le hacía sentir que no podía permitirse reducir las horas de trabajo.

Le costó entender que cuando empezamos a trabajar con la ventana de sueño, no se trata solo de las acciones que realizamos, sino también de cómo las interpretamos y el diálogo interno que mantenemos en esos momentos. La mente juega un papel clave en cómo nos sentimos, y lo que pensamos o cómo nos hablamos influye profundamente en nuestras emociones, que, a su vez, afectan a nuestro descanso. Para poder dormir bien, necesitamos sentirnos relajados, en paz y con una sensación de seguridad. Si hacemos frente a este proceso con pensamientos negativos, es probable que esa negatividad genere un estado emocional desfavorable, lo que hará que dormir bien nos resulte aún más difícil. Esto le estaba sucediendo a Tomás.

A veces se agobiaba tanto durante los despertares nocturnos que se ponía a trabajar en lugar de hacer algo relajante. Por su salud, alcanzamos el compromiso de apagar el ordenador y desconectarse del trabajo a una hora fija, sin excepciones. Al principio, le resultaba difícil dejar cosas sin hacer, pero empezamos a buscar tareas relajantes que pudiera realizar en ese tiempo, así como cuando se despertara por la noche. Gradualmente fuimos creando una rutina nocturna que incluía estiramientos suaves y un tiempo para escribir en su diario lo que había logrado ese día. Cuando se despertaba durante la noche, decidimos que leería o haría ejercicios de respiración en el sofá.

Es importante que, si los despertares nocturnos son parte de tu patrón de insomnio, no te quedes únicamente con la parte conductual —levantarse de la cama y hacer ejercicios de respiración—, sino en cómo vives esos despertares. ¿Los interpretas como un fracaso («Otra vez me he despertado») o como un paso positivo («Me he levantado y estoy esforzándome»)? Reforzar esos pequeños logros ayuda a construir una visión positiva y a reducir la tensión. Es fundamental interpretar estos momentos de manera que nos permitan volver a relajarnos, en lugar de generar más nerviosismo o pensamientos como «Esto no funciona».

Recuerda que, al salir de la cama durante un despertar, tu mente puede empezar a rumiar sobre por qué haces esto o si realmente será útil o que seguro que ahora te desvelas. Esta misma duda es la que nos boicotea y nos mantiene en la zona de confort, que, aunque nos resulta conocida, es la misma que nos ha llevado a la situación actual de no descansar bien. Nuestro trabajo principal es, entonces, aprender a guiar la mente de la mano, sacándola poco a poco de esa zona cómoda pero limitada.

Así que, pon atención a tus pensamientos en esos momentos de insomnio. ¿Cómo estás viviendo esos despertares? ¿Cómo los interpretas y qué emociones te generan? Observa este diálogo y analiza su impacto, no solo durante la noche, sino también en tu día a día.

En el caso de Tomás, el apoyo del grupo lo ayudó enormemente a mantenerse firme en su propósito. A mitad de la segunda semana, empezó a notar mucha más energía y claridad mental. Su productividad mejoró porque podía concentrarse mejor durante el día. Al reducir las horas nocturnas de trabajo y mejorar la calidad de su sueño, descubrió que las soluciones a sus problemas llegaban con más facilidad y que era capaz de tomar mejores decisiones.

Su relación con el trabajo también cambió: dejó de verlo como algo que tenía que «agotar» hasta el último minuto y empezó a darle el espacio que merecía, respetando sus límites personales.

A lo largo de estos años han pasado por el programa muchísimos Tomases. Seguimos creyendo que más horas de trabajo nos harán más eficientes y yo misma lo viví en mis carnes cuando estudiaba para las oposiciones. Pero la clave para la productividad real está en el descanso. Hacer pequeños ajustes, como establecer un límite claro de cuándo termina nuestro trabajo, puede transformar completamente la relación que tenemos con el sueño y con nuestro rendimiento diario.

Otro caso interesante es el de Victoria, de cuarenta y siete años. Sus problemas de sueño comenzaron cuando nació su hija. «No es una queja, la amo con toda el alma —explica Victoria—, pero entonces me despertaba muy a menudo por ella, y ahora, una década después, sigo despertándome como cuando era una bebé». Aunque llevaba años lidiando con su sueño interrumpido, esta era la primera vez que buscaba ayuda, convencida de que había llegado al lugar adecuado para hacer un cambio en su vida.

Uno de sus mayores retos al empezar el programa fue ajustar su rutina nocturna para evitar cualquier fuente de alteración antes de irse a dormir. Había noches en las que, justo cuando ella se preparaba para relajarse y conciliar el sueño, su marido comenzaba a hacer sus propios rituales para acostarse. Lo veía como una molestia y, al principio, se lo tomaba muy a pecho. Con el tiempo, comprendió que su enfado no hacía más que aumentar su tensión y decidió ajustar su ventana de sueño para no coincidir en la habitación.

Aunque a veces aún le cuesta calmar su mente al final del día, Victoria ha aprendido a evitar las situaciones que antes la alteraban. Por ejemplo, ha establecido la costumbre de darle un beso de buenas noches a su hija antes de su rutina de descanso y ha decidido reservar los últimos quince minutos de la noche solo para ella, en el salón, donde puede desconectar de las preocupaciones. Esos momentos de desconexión antes de dormir, junto con unos horarios estables, han sido de gran ayuda.

Gracias a estos cambios, ha conseguido, finalmente, encontrar el equilibrio que tanto buscaba. Ahora, Victoria disfruta de sus mañanas con un placer renovado: se levanta temprano, aprovecha la calma de la casa y organiza su día con tranquilidad. «Es como ir un paso por delante», dice con satisfacción. Aunque a veces tiene que moverse de puntillas para no despertar a nadie, le encanta esa sensación de empezar el día con un momento de paz y energía, algo que antes ni imaginaba, porque siempre compensaba su falta de descanso por las mañanas.

Otro caso bastante representativo es el de Carmen, de sesenta y seis años, que había dedicado gran parte de su vida a su carrera profesional. Tras décadas trabajando en una multinacional donde había alcanzado puestos de gran responsabilidad, se dio cuenta de que su salud estaba deteriorándose. A pesar de haber sido siempre una persona organizada y disciplinada en el trabajo, sus hábitos de sueño eran un completo caos. Todo empeoró cuando llegó la jubilación. Con el cambio de rutinas, se sentía descolocada: las noches de insomnio eran cada vez más frecuentes, y la falta de descanso comenzaba a afectar a su bienestar emocional.

Carmen llevaba años priorizando su trabajo por encima de todo y, al jubilarse, estaba viviendo una crisis de identidad. Su identidad, su valía, su imagen se basaba sobre todo en el hacer. ¿Te ocurre que te sientes culpable cuando no estás haciendo nada? Pues, cálmate, tranquilo, estás haciendo mucho. A Carmen, las presiones constantes y el ritmo de su día a día la habían llevado a desconectarse por completo de sus propias necesidades. Al verse obligada a parar, volcó la preocupación en sus hijos, tratando de controlar lo que hacían con sus vidas. A menudo se iba a la cama tarde, sin haber desconectado de sus preocupaciones. Pasaba horas repasando mentalmente las tareas del día siguiente, y la ansiedad por no poder dormir hacía que la situación empeorara.

Con Carmen trabajamos en la rigidez de sus creencias, en crear una nueva identidad con la que se sintiera cómoda, en la que pudiera sentir su valor como persona más allá del control y la autoexigencia. Una de las primeras medidas del método Roure que aplicó Carmen fue establecer una hora fija a la que levantarse todos los días y que cumplir a rajatabla. Además, acordamos incorporar pequeñas pausas durante el día para respirar y desconectar. Implementamos esto mediante alarmas periódicas en su teléfono, de manera que cuando sonaba la alarma, Carmen sabía que era el momento de parar un instante.

Otro de los compromisos fue echarse a diario quince minutos de siesta. Aunque a menudo no se durmiera, se convirtió en un momento para ella, para descansar. Poco a poco, fue dándose cuenta de que esa obsesión por controlar primero su trabajo y después a sus hijos no era más que fruto de los efectos de la incomodidad de estar consigo misma. Con el tiempo, aprendió a soltar el control y a estar en calma.

También es interesante la historia de Teresa, de sesenta y ocho años, que llevaba más de una década dependiendo de pastillas para dormir. El inicio fue, como en muchos otros casos, la jubilación. Siempre recomiendo, cuando se produce insomnio de larga duración, echar la vista atrás buscando el momento en el que empezaron los problemas. A menudo se encuentran eventos como mudanzas, divorcios, jubilaciones, cambios de trabajo, problemas de pareja...

En el caso de Teresa, las preocupaciones sobre su futuro y la ansiedad por los cambios en su vida la llevaron a un insomnio crónico. Al principio, las pastillas parecían la única solución para poder descansar, ya que todavía le quedaba un poco antes de dejar el trabajo. Con el tiempo, como suele suceder, los efectos de los hipnóticos comenzaron a disminuir. Teresa dormía únicamente tres o cuatro horas al día, se sentía muy mal durante la jornada y pensaba que sin las pastillas dejaría de dormir por completo.

Sin embargo, cuando llegó al programa había comenzado a experimentar efectos secundarios de la medicación, como cambios de humor, falta de concentración y somnolencia durante el día. La idea de dejar las pastillas la aterraba y no creía que pudiera volver a dormir sin ellas. Tras tantos años confiando en una solución rápida, le resultaba casi imposible imaginar comprometerse con unas rutinas que requirieran un esfuerzo por su parte. Por suerte, su hijo mayor la animó a probar el método y la apoyó junto con el resto de la comunidad para que se mantuviera persistente. En este caso, estar en contacto con otras personas en el mismo camino y ver cómo ellas también lo conseguían fue muy importante para ella, para volver a creer que es posible descansar bien.

Teresa trabajó en cambiar sus creencias sobre su falta de sueño, especialmente las relacionadas con el drama de pasar una noche sin dormir. Acordamos una hora para levantarse y empezamos a cambiar la relación que tenía con la cama, en la que tantas horas había pasado dando vueltas, para que volviera a verla como un lugar de descanso. Así, cada vez que notaba que no podía dormir, se levantaba y hacía algo relajante. Descubrimos que tejer jerséis de punto y calcetines para sus nietos era tremendamente efectivo para desconectar y que volviera a entrarle el sueño, y así lo hizo.

A lo largo de varios meses, Teresa consiguió reducir su dependencia de las pastillas. Al respetar una hora fija para levantarse, con independencia de las que hubiera pasado tejiendo, conseguimos que acumulara el sueño suficiente para volver a aumentar las horas de sueño nocturnas. Sus patrones de sueño se estabilizaron. Teresa recuperó la confianza en su capacidad para dormir sin ayuda externa y, poco a poco, dejó de depender de la medicación.

Quizá te hayas sentido identificado con alguna de estas historias. He tratado de elegir los casos más representativos, para que veas que realmente es posible para ti. Muchas de las personas que prueban el método Roure han perdido la esperanza de dormir bien. Sin embargo, la eficacia está más que comprobada por cientos de alumnos que ya lo han probado. Muchos también sintieron que sus problemas eran únicos o que ya no había solución, pero encontraron la manera de avanzar, acompañados de esta maravillosa comunidad y apoyados por un sistema que sabemos que funciona.

Al final del día, se trata de comprometerte contigo mismo, de hacer pequeños cambios que sumen y de confiar en que tu cuerpo tiene la capacidad de recuperarse si le das las herramientas adecuadas. Cuando te sientas atascado, recuerda las historias que acabas de leer. Si ellos lo lograron, tú también puedes hacerlo. El cambio es posible, y lo mejor de todo es que no tienes por qué hacerlo solo. Aquí tienes todo lo que necesitas para empezar. Ahora es tu turno.

13

Detén el autosabotaje

Es posible que ahora mismo, sobre todo después de leer las historias del capítulo anterior, te sientas motivado para hacer un cambio. Esto es maravilloso. Significa que la motivación se está moviendo en ti. Has empezado a darte cuenta de la identidad que te mantiene atado al insomnio. Quizá has descubierto las causas. Has decidido qué hábitos son los que vas a aplicar. Posiblemente hayas comenzado a cubrir esas tres necesidades básicas que prenden la llama de la motivación: la autonomía, la competencia y la relación.

Es decir, ya eres consciente de que el cambio está en tus manos, de que tienes el control (autonomía) sobre los hábitos que implementas en tu vida. Además, ver cómo otras personas han superado retos similares te ha dado la confianza de que tú también puedes hacerlo (competencia). Y, finalmente, has encontrado una conexión emocional con esas experiencias (relación), lo que te motiva aún más a intentarlo. Quizá ya has tratado de cambiar antes, y esta vez te sientes más seguro. Además, eres consciente de la importancia de mantener los hábitos en el tiempo, aunque al inicio parezca que no están funcionando (*grit*).

Sin embargo, hay un último punto que debemos tener en cuenta: en el momento en que comenzamos a aplicar todo lo que hemos aprendido, suele aparecer un enemigo silencioso, uno que ya conoces bien. No es el insomnio, ni la falta de tiempo, ni siquiera el estrés.

Es más común que aparezca cuando empezamos a mejorar, a dormir cada vez mejor. Sabes que va a llegar una mala noche. Quizá dos o tres, por cualquier incidente en tu vida o simplemente de manera aleatoria. Y entonces, en lugar de ver ese episodio como un hecho aislado, quizá vuelvas a caer en lo negativo. Tal vez te olvides de todo lo que has pasado y regreses a tu antigua rutina, alimentando de nuevo la duda. Esto coincide cuando muchas personas que estaban dejando la medicación, por ejemplo, vuelven a tomarla después de una mala noche. Esa inseguridad les empuja de vuelta a lo que conocen, aunque estén más cerca de mejorar que nunca. Es el autosabotaje.

Sí, ese autosabotaje que te ha frenado tantas veces antes. La impertinente voz interior que en cuanto se complica un poco la cosa o duermes una noche mal, empieza a decirte «Esto no va a funcionar, como las otras veces» o «¿Para qué seguir esforzándote si ya lo has echado a perder?». El autosabotaje es experto en aparecer cuando menos lo esperamos. Nos llena de dudas, nos boicotea y nos empuja a caer en esos hábitos que nos alejan del buen descanso.

Cuando estamos a punto de aplicar cambios importantes en nuestras vidas es habitual que surjan dudas sobre si lo que estamos haciendo realmente funcionará, si somos capaces de mantener esos nuevos hábitos o si, al final, volveremos a caer en el mismo ciclo de siempre. Esta duda es el primer paso hacia dejar de lado, una vez más, nuestros objetivos. Y es que, aunque en este momento te sientas motivado y preparado para dar el salto, tu cerebro, que está diseñado para la supervivencia, no para el bienestar, tiende a mantenerte en aquello que conoces. Prefiere lo seguro, aunque sea incómodo, a lo nuevo y desconocido, incluso si eso puede significar una mejora.

Este proceso es en especial delicado durante las primeras semanas de cambio, cuando nuestro cuerpo aún se está adaptando a los nuevos hábitos. Por ejemplo, cuando empezamos a poner un horario fijo para despertarnos o respetar la ventana de sueño que hemos establecido, el malestar aparece. A veces no dormimos bien una noche o dos, y el cerebro de inmediato busca la salida fácil: «¿Por qué esforzarte tanto si no está funcionando?». Sin embargo, esta es precisamente la fase más crítica. Para lograr una transformación, es necesario pasar por ese malestar temporal y no dejar que el autosabotaje nos haga volver a los viejos hábitos.

Por ejemplo, en el proceso de reentrenar el cerebro para dormir mejor, uno de los momentos más difíciles para mis alumnos es aprender a respetar la ventana de sueño. Esto significa que, durante las primeras semanas de ajuste, solo pueden estar en la cama durante un tiempo limitado, que es el estrictamente necesario para dormir. Si, por ejemplo, se despiertan a las dos horas, no pueden quedarse en la cama dando vueltas o intentando dormir a toda costa. Tienen que levantarse, salir de la cama y mantenerse despiertos hasta que llegue el momento de volver a intentarlo. Esta técnica genera una gran incomodidad, porque estamos acostumbrados a que, si dormimos mal una noche, lo «compensamos» quedándonos en la cama hasta tarde al día siguiente. Pero ahora, al establecer una rutina estricta, estamos reeducando al cerebro para que asocie la cama solo con el sueño, y esto, al principio, genera mucho malestar.

Durante esos primeros días, el cansancio y la privación de sueño son inevitables. Es normal sentir que tu cuerpo está pidiendo más descanso. Perfecto, es exactamente lo que queremos. Durante estas jornadas has de pasar el día con sueño para que la situación se regularice, y para algunos es un proceso que cuesta mucho aceptar. La clave reside en entender que este malestar es temporal, y que es necesario pasar por esta fase para poder regular el sueño a largo plazo. Es un paso que muchos quieren saltarse, pero resulta imprescindible para que el cuerpo y la mente empiecen a sincronizarse. Estamos «hackeando» nuestro ritmo circadiano.

Lo que ocurre a menudo con este tipo de técnicas es que nos centramos demasiado en el corto plazo. Si una noche dormimos mal, lo vemos como un fracaso inmediato. Pensamos que, si esta noche ha sido mala, todo el esfuerzo no ha servido para nada. Así, el cerebro busca la solución rápida, la vuelta a lo conocido, como puede ser retomar las pastillas o dejar de seguir la rutina que estábamos intentando implementar. Este enfoque cortoplacista es peligroso, porque hace que nos desmotivemos con rapidez ante la primera señal de malestar. El truco está en cambiar la perspectiva, en ponerse las «gafas de futuro», como siempre digo. No pienses en cómo te has sentido hoy, sino en cómo te sentirás dentro de una semana o un mes si sigues adelante con el proceso. Recuerda el *grit*, la determinación, la carrera de fondo de la que hablamos en el undécimo capítulo.

En mi experiencia, he observado que las personas con

mayor riesgo de caer en estos patrones de autosabotaje son las extremadamente racionales. Analizan cada pequeño detalle de su proceso en busca de un porqué para todo: «¿Por qué hoy he dormido mal si hice lo mismo que anoche, cuando dormí bien?». Este exceso de control sobre el proceso de dormir es contraproducente, porque el sueño constituye uno de esos aspectos de la vida que no podemos controlar directamente. Cuanto más lo intentamos, menos fluido resulta. Dormir es algo natural, y cuando tratamos de forzarlo o de encontrar explicaciones a cada variación, lo único que hacemos es añadir más presión a un proceso que debería ser espontáneo.

Una de las mayores lecciones que debemos aprender en este camino es que no todo lo que ocurre tiene una explicación o un porqué claro. Hay días en los que simplemente no dormimos bien, y buscar de forma obsesiva una razón para ello solo añade más frustración. Aceptar que el sueño no se puede controlar es parte del proceso. Puedes hacer todo «bien» durante el día, pero eso no garantiza que duermas perfecto esa noche. Es como jugar a la lotería, puedes tener la mayoría de los números correctos, pero siempre hay factores que no están bajo tu control. La clave está en seguir haciendo lo correcto, confiar en el proceso y no dejar que una mala noche te haga retroceder. Es más fácil decirlo que hacerlo. En la mayoría de los casos, si no cuentas con el apoyo adecuado para pasar los momentos de inseguridad, volverás a los viejos hábitos. De hecho, es posible que tu entorno, con toda su buena voluntad, esté promoviendo que te sabotees.

Esto es muy típico cuando nuestra identidad se ha anclado en lo que llamamos el rol de víctima. Muchos de mis alumnos, en algún punto del proceso y por lo general antes de entrar al programa, se encuentran en él. ¿Qué es este rol? Es esa etapa en la que, sin darnos cuenta, nos acomodamos en nuestra situación de malestar. No es que nos guste, pero empezamos a obtener ciertos beneficios secundarios que nos anclan a ella. Por ejemplo, ¿te has dado cuenta de cómo la gente reacciona cuando dices que duermes mal? «Ay, pobrecita, ¿cómo has dormido?», «No te preocupes, yo me encargo de hacer la comida» o «No hagas nada, descansa». Estos gestos de cuidado, aunque bienintencionados, refuerzan que la persona siga en esa situación. Pasamos una mala noche y recibimos más atención y cuidados, ¿por qué íbamos a dejar de hacerlo?

Sin querer nos acostumbramos a que esa identidad de «persona que no duerme bien» nos traiga ciertas atenciones, menos responsabilidades o más compasión de los demás. No es algo que hagamos conscientemente, pero lo que obtenemos a cambio de nuestra falta de sueño, esos pequeños refuerzos, pueden hacer que nos quedemos atrapados en ese ciclo. Algunas personas adoptan esa identidad de «insomne» porque, aunque no es bueno para su salud, se sienten cómodas en el papel de víctima. Es su identidad, la forma en que se presentan ante los demás y cómo estos responden a ellas.

Cuando tienes esa identidad muy desarrollada, por mucho que de forma consciente digas que quieres cambiar, el deseo de atención y cuidados no dejará de ponerte la zancadilla. Como les digo a menudo a mis alumnos: si te identificas como una persona que no duerme bien, cambiar tus hábitos se hará más difícil. Te has anclado a esa identidad, y los que te rodean también te han etiquetado así. Cambiar implica salir de esa zona de confort, aunque esté llena de malestar, y enfrentarte a la posibilidad de ser alguien que duerme bien, que tiene más energía, que sale, disfruta y afronta la vida con otro enfoque. Eso sí..., significa que deberás encontrar también otras formas de recibir (y pedir) atención, afecto y cuidado. Cambiar esa identidad requiere muchísimo esfuerzo, porque implica soltar lo conocido y enfrentarnos a lo desconocido, pero la recompensa es volver a tomar las riendas de tu vida y sentirte saludable y lleno de energía.

Recuerda: no te identifiques con ser insomne, piensa que simplemente llevas tiempo durmiendo mal. Al ser una conducta, es más fácil de cambiar que una identidad.

Llegados a este punto, es normal que el autosabotaje esté haciendo acto de presencia. Has aprendido sobre nuevos hábitos, has empezado a hacer cambios importantes en tu rutina y es posible que ya hayas notado alguna mejoría. Pero también es probable que, como a muchas otras personas, el miedo y la duda estén intentando hacerte retroceder. Es esa voz interna que te dice: «¿Y si no funciona?», «¿Y si vuelvo a tener una mala noche?», «¿Para qué seguir si todo esto parece tan difícil?». Esta voz es la del autosabotaje y, ahora que la reconoces, es momento de actuar contra ella.

Sabes que tu cerebro prefiere lo conocido, incluso si eso significa seguir durmiendo mal. El esfuerzo de cambiar no solo afecta a tus hábitos, también desafía tu identidad. Pero, recuerda, no eres una «persona insomne», eres alguien que ha estado durmiendo mal. Y eso, como cualquier conducta, se puede modificar.

Para evitar caer en el autosabotaje, es esencial aprender a gestionar el diálogo interno. Según algunas corrientes, como la PNL, el lenguaje que usamos con nosotros mismos influye directamente en nuestras emociones y comportamientos. ¿Te has parado a pensar cómo te hablas cuando las cosas no salen como esperas? ¿Qué palabras utilizas contigo mismo cuando tienes una mala noche?

Una mala noche no define tu progreso. Sin embargo, si

en esos momentos te repites «Nunca voy a dormir bien» o «Esto es igual que todas las otras veces», estás saboteando tu avance. ¿Qué tal si intentamos algo diferente? La próxima vez que te encuentres en esa situación, prueba a decirte «Esta es solo una mala noche, pero estoy en el buen camino» o «Ya he avanzado mucho, esto es solo un bache». Este pequeño cambio en tu forma de hablarte puede marcar una gran diferencia en cómo te sientes y, sobre todo, en cómo reaccionas.

Actividad: te propongo un ejercicio. Durante una semana, anota en tu diario del sueño las veces en las que aparezca esa voz interna negativa. Anota qué te dices cuando algo no va como esperas. Luego, junto a cada pensamiento negativo, escribe una versión más positiva o neutral de esa frase. Por ejemplo, si te encuentras pensando «Otra vez no puedo dormir, esto no va a funcionar», podrías cambiarlo por «Es solo una mala noche, pero estoy haciendo avances». No hace falta que seas exageradamente optimista, tan solo busca una forma más objetiva y menos crítica de hablarte a ti mismo. Este ejercicio te ayudará a ser más consciente de tu diálogo interno y te permitirá transformarlo poco a poco.

Otro ejercicio que puedes hacer cuando te des cuenta de que el autosabotaje aparece en escena es visualizar tu éxito. Imagina cómo te sentirás cuando consigas dormir bien cada noche. Piensa en cómo será despertarte descansado, lleno de energía, y cómo eso mejorará tu vida. Dedica unos minutos cada día a visualizar esta imagen, lo más detallada posible: cómo te sientes, qué haces, cómo afecta a tu día a día. Al hacer esto, entrenas a tu cerebro para enfocarse en el largo plazo.

El camino para mejorar tu descanso no es lineal. Habrá altibajos, malas noches y momentos en los que pensarás que no merece la pena. Pero ahí es donde debes mantenerte firme, no perder de vista el largo plazo y confiar en que el malestar de hoy es la base de tu mejora de mañana. El proceso requiere soltar el control, aceptar que no puedes manejar cada aspecto de tu sueño y, sobre todo, mantener una perspectiva a largo plazo. Una mala noche no borra todo lo que has logrado. No permitas que el autosabotaje te haga retroceder.

Este es el empujón final: ya tienes las herramientas, ya sabes qué hacer. Ahora es momento de dejar de sabotearte y empezar a avanzar de verdad. Confía en el proceso, sigue adelante y no olvides que el cambio está más cerca de lo que crees.

14

¿Y si esto en tu caso (no) sirve?

«Mi caso es especial» debe de ser una de las creencias más habituales que impiden alcanzar un buen descanso. La escucho constantemente y puedo garantizarte que no es real. Como ya he repetido varias veces a lo largo del libro, los seres humanos estamos hechos para descansar bien por la noche y levantarnos llenos de energía. Tan solo nos hemos desviado tanto de nuestras conductas de sueño naturales que, en algunos casos, debemos hacer un esfuerzo para mantener unos patrones saludables.

Sin embargo, no faltan personas que, por su situación familiar o personal, creen que un buen descanso no es posible para ellos. La familia, de hecho, es una de las grandes razones de insomnio. Por ejemplo, cuando llega un bebé a casa, lo cual es, en la mayoría de los casos, una alegría. Para otros, además de un evento especial, significa un gran trastorno en su descanso.

Algunos padres llegan a tal punto de agotamiento que acaban buscando ayuda psiquiátrica debido a la falta de sueño. La gran pregunta es: ¿hasta qué punto podemos considerar que es normal que un bebé se despierte por las noches? ¿Y cuándo debemos pedir ayuda?

Cada niño es diferente, cada familia es única y no podemos hablar en términos generales. Lo que sí parece cierto es que los primeros meses hay que armarse de paciencia: resulta normal que los bebés se despierten a menudo durante la noche y duerman mucho durante el día. Esto se debe a que su ritmo circadiano todavía se está ajustando. A partir de los seis o siete meses, ya suele verse un cambio, la mayoría de los niños empiezan a dormir de forma más seguida por la noche, aunque pueden continuar despertándose para comer. A partir del año, deberíamos ver un sueño ya más continuo, de unas diez o doce horas con algún despertar puntual. Esto son unas directrices básicas. Si vemos que el niño avanza hacia un sueño más regular, aunque vaya más lento, no es motivo de preocupación. Pero si estamos enclaustrados en un ritmo en el que cada dos, tres o cuatro horas, se despierta durante la noche, probablemente sea necesario un especialista. También ocurre al revés, si a partir de los seis meses vemos que tiene mucho sueño durante el día y muy poco durante la noche, es motivo para sospechar una disfunción en los ritmos naturales.

Además, en las situaciones en las que los padres estén desbordados y la falta de sueño afecte a su salud mental, es fundamental buscar apoyo. Cada familia tiene su tolerancia, pero si la madre, por ejemplo, no está descansando bien y esto influye en su capacidad de cuidar al niño o de trabajar, en su relación con las personas de su alrededor, etcétera, es importante contar con ayuda. Ignorar estas primeras señales puede incluso contribuir a una depresión posparto. En esos casos la ayuda es tan necesaria para la madre como para el bebé.

Cabe mencionar que muchas veces culpabilizamos a los padres, diciéndoles que lo están haciendo mal, que «permiten esto» o «no deberían hacer aquello». La realidad es que los padres lo hacemos lo mejor que podemos, con las herramientas que tenemos. Sin embargo, cuando no estamos seguros de si el sueño de nuestro bebé es normal o no, siempre se recomienda consultar a un experto en sueño. Ellos pueden tranquilizarnos y decirnos si el comportamiento es normal y simplemente debemos esperar unos meses, o si conviene aplicar algunas pautas para ayudar al bebé a sincronizar su ritmo de sueño con mayor rapidez. Al final, como padres lo que necesitamos es educarnos, conseguir herramientas para ayudar a que el reloj interno de nuestro bebé se ajuste a ese ritmo de veinticuatro horas que aún no está establecido al nacer. En todo este proceso, es fundamental tener en cuenta tanto el descanso de los bebés como el de los padres.

Recuerdo la historia de Laura con su primer hijo, Bruno. Vivió una etapa realmente agotadora. En los primeros días tras su nacimiento, pasaba del sofá a la cama sin notar diferencia alguna entre el día y la noche. Según me contó, llegó a un punto en el que no quería que llegara la noche, ya que se le hacía eterna con los despertares constantes. Laura es de esas personas que, si no duermen, no son capaces de funcionar. Y esto, como les pasa a muchas personas, afectaba directamente a cómo afrontaba el día. Durante el día, su paciencia con los lloros de Bruno disminuía, e incluso encontrar un momento para ducharse se le hacía un mundo. Aunque en teoría «no pasa nada» por saltarse algunas rutinas, cuando no duermes, lo sientes todo como un auténtico drama. Como hemos visto, al dormir menos horas, no damos tiempo a nuestro cerebro para recuperarse y esto influye también en otras áreas de nuestra vida.

Este no es un caso aislado. He conocido a muchas familias que lo han pasado realmente mal en esa situación. Sabemos que los primeros meses son duros y que resulta inevitable despertarse varias veces por la noche. Pero si esto se prolonga más de lo habitual, es importante pedir ayuda.

Esto hicieron los padres de Ian, un niño que, según me

contaron sus progenitores, María y David, nunca había dormido bien. Desde muy pequeño, necesitaba quedarse dormido en brazos, con el pecho o con el biberón. Nunca conseguía conciliar el sueño por sí solo. Esto les provocaba noches muy complicadas, ya que, aunque conseguían que Ian se durmiera, se despertaba muchas veces durante esta llorando, y volvían a tener que mecerlo en brazos o probar diferentes métodos para calmarlo. Intentaron de todo: música suave, pasearlo en coche, incluso baños relajantes antes de dormir, pero nada parecía funcionar a largo plazo.

Durante el día, Ian también se echaba siestas cortas y no mostraba signos de somnolencia, a pesar de lo poco que dormía. Esto es algo que suele pasar con niños muy activos, que no se muestran cansados durante el día pero que, al llegar la tarde, parecen agotados. Sin embargo, a pesar de ese cansancio evidente, solo lograba dormirse en brazos y, poco después, volvía a despertarse pidiendo la misma atención.

Los padres llegaron a probar con melatonina, pero, como sucede en muchos casos, no tuvo el efecto deseado. Lo que realmente necesitaban era una reeducación de hábitos, sobre todo en la manera de gestionar el sueño de Ian. En casos como el suyo, lo más importante es enseñar a los niños a iniciar el sueño por sí solos, sin depender de la intervención de los padres para cada despertar nocturno. Para conseguirlo, trabajamos con los padres para que establezcan rutinas consistentes y eviten reforzar conductas que, aunque puedan calmar al niño en ese momento, no lo ayudan a aprender a dormir de forma independiente a largo plazo.

Otro gran tema, que a menudo parece inamovible, es el sueño en pareja. Esto es algo de lo que hablamos mucho en el programa, porque puede ser un problema. A menudo bromeo con que, en una primera cita, deberíamos preguntar no solo por la educación de los hijos, sino también por cómo duerme la otra persona. Porque cuando se juntan personas de diferentes cronotipos, como, por ejemplo, un colibrí y un búho, es campo de cultivo para la incompatibilidad. Simplemente, sus ritmos biológicos no coinciden. Sin embargo, si ambos duermen bien, no suele haber problema. Uno se acuesta primero, el otro más tarde, o pueden irse juntos a la cama, compartir un momento de intimidad, y luego el más nocturno se levanta hasta que llegue su hora de acostarse.

El verdadero conflicto surge cuando uno de los dos no duerme bien. Aquí pasamos de un simple tema de coordinación horaria a la necesidad de garantizar el sueño de ambos. Como hemos visto, no es cuestión de caprichos, sino de salud física y mental. Expertos investigadores han especulado que la falta de sueño en una pareja puede afectar gravemente a la relación, hasta incluso a provocar divorcios. Cuando no dormimos bien, estamos más irritables, menos tolerantes, con altibajos emocionales, y además nuestro deseo sexual disminuye. Esto afecta a nuestra vida de pareja y provoca que muchas veces no queramos hacer planes o incluso tener una conversación porque estamos agotados.

Además de los cronotipos, hay otro tema habitual que afecta al descanso en pareja: los ronquidos. Muchas veces, cuando alguien ronca, parece que está durmiendo profundamente, pero no es así. El ronquido es el ruido que hace el aire al pasar por una garganta que se va cerrando, y si es constante, lo llamamos ronquido benigno. Es benigno para quien lo tiene, pero para la persona que duerme al lado, no tanto. Ahora bien, si el ronquido se interrumpe con pausas en la respiración, entonces estamos hablando de apnea del sueño, que ya no es un tema menor. La apnea afecta gravemente la calidad del sueño y tiene consecuencias muy serias para la salud, como problemas cardiovasculares. En estos casos, es imprescindible acudir a un especialista para un diagnóstico adecuado.

A medida que nos hacemos mayores, esto puede volverse más complicado. Por un lado, los hombres tienden a roncar más con la edad y, por otro, las mujeres, especialmente después de la menopausia, también pueden empezar a roncar y a hacer apneas. Cuando uno de los dos tiene un sueño más ligero, el ruido del otro puede convertirse en una verdadera molestia.

También hay quien se queja de los movimientos de su pareja durante la noche. Todos nos movemos mientras dormimos, y si uno tiene un sueño ligero, esos pequeños movimientos pueden ser suficientes para despertarlo. Lo mismo ocurre cuando uno de los dos tiene que levantarse muy temprano, como cuando el marido se despierta a las cinco de la mañana para ir al trabajo. Si la mujer tiene el sueño más superficial en esa franja horaria, el sonido del despertador, los movimientos en la cama o solo el ruido de su pareja yendo al baño pueden despertarla y dificultar que vuelva a conciliar el sueño. A menudo, es justo cuando ellos se van cuando ellas logran volver a dormir, pero para entonces ya les queda poco tiempo antes de que suene su propio despertador.

Además, está lo que yo llamo la ley de Murphy del insomnio: el insomne siempre duerme al lado de alguien que parece dormir plácidamente. No hay nada más frustrante que ver a tu pareja durmiendo durante horas mientras tú no puedes conciliar el sueño. Aunque a veces ocurre al revés, lo más común es que sea la mujer quien tenga problemas para descansar mientras su pareja duerme como un tronco.

Como hemos visto, la solución a nuestros problemas no está tanto en las situaciones que vivimos, sino en cómo las gestionamos. Lo vemos con claridad en las parejas que tienen preocupaciones con los hijos o problemas personales. La cuestión es la misma, pero mientras una persona no puede dormir dándole vueltas al asunto, la otra logra descansar sin problemas. Esto tiene que ver con la gestión emocional y aplica todo lo que hemos estado viendo en este libro. Si no aprendemos a manejar nuestras emociones, nuestra identidad, cómo nos hablamos, nuestros miedos, todos estos factores empiezan a influir en nuestro sueño y en nuestro día a día. Y lo que es fatal, cuando no dormimos bien, al día siguiente gestionamos todo mucho peor.

Si no conseguimos solucionar la falta de sueño en un periodo razonable, antes de que la relación se deteriore, es mejor optar por lo que yo llamo la separación voluntaria nocturna: dormir en camas separadas para asegurar el descanso de ambos. No significa que la relación esté mal, sino que, al descansar mejor, al día siguiente tendremos más energía, más ganas de hablarnos, de estar juntos y de disfrutar del día.

Otro de los casos en los que parece que «no puede hacerse nada» es en el de las personas viven sometidas a alta luminosidad constante. Este es un problema común en las ciudades, donde la contaminación lumínica afecta directamente a nuestro reloj interno. A diferencia de la vida en el campo, donde el ritmo circadiano sigue más de cerca los ciclos naturales de luz y oscuridad, en las ciudades estamos expuestos a luz artificial hasta altas horas de la noche, lo que engaña a nuestro cerebro haciéndole creer que aún es de día.

Nuestros antepasados, en cambio, tenían un ritmo mucho más alineado con el sol: se despertaban al amanecer, trabajaban al aire libre y, al anochecer, la luz cálida del fuego los ayudaba a relajarse. Al caer la oscuridad, se segregaba la melatonina de manera natural y podían descansar profundamente.

Con la luz artificial, este ciclo se ha visto alterado. En muchas ciudades, aunque sean las diez u once de la noche, las calles siguen iluminadas, y esa luz confunde a nuestro cerebro. El resultado es que no liberamos melatonina cuando deberíamos, lo que nos impide relajarnos y dormir de forma adecuada.

Cuando nos conocimos, Marta vivía en Barcelona. Salía de trabajar cuando ya había anochecido y se dirigía al gimnasio. Por el camino, se exponía a la luz de las farolas y las tiendas, y una vez en el recinto deportivo, estaba rodeada por luces fluorescentes brillantes. Tras hacer ejercicio y activar su cuerpo, llegaba a casa bastante tarde, todavía muy estimulada, tanto por la actividad física como por la exposición a la luz intensa. Aunque se iba a la cama pronto, no conseguía conciliar el sueño. ¿Por qué? Porque su cuerpo aún no había tenido tiempo de relajarse ni de liberar melatonina, la hormona que nos induce al sueño.

Si tu vida se parece a la de Marta, es fundamental que, al llegar a casa, minimices la luz artificial y utilices luces cálidas que inviten al descanso. Cuando llegue la hora de dormir, la oscuridad total es imprescindible para permitir que nuestro cuerpo entre en un estado de reposo natural.

La exposición constante a luces artificiales a horas en las que debería reinar la oscuridad está afectando gravemente a nuestra salud. Como mencionábamos antes, esas luces alteran nuestro reloj interno, y si los ritmos circadianos de nuestros diferentes sistemas corporales se ven alterados, los riesgos para la salud se multiplican.

Las grandes ciudades, a pesar de sus avances tecnológicos, no producen las personas más longevas. De hecho, las zonas donde la gente vive más tiempo suelen estar lejos de la urbe, en lugares donde la contaminación, no solo del aire, sino también lumínica y acústica, es mínima. Aún no se ha puesto suficiente énfasis en cuán determinante es el impacto de estos modos de contaminación en nuestra longevidad. El sueño tiene una relación directa con el bienestar y el envejecimiento saludable. Todo lo que afecta a nuestro descanso influye también en nuestra calidad de vida y en nuestra capacidad de vivir más y mejor.

Sin duda, las instituciones públicas deben tomar medidas, pero, como bien sabemos, el cambio empieza por nosotros mismos. Podemos hacer mucho a nivel individual: bajar las persianas por la noche, optar por luces cálidas en casa, reducir el brillo de las pantallas y, a una hora determinada, apagar los dispositivos. Cuantas más personas se conciencien, más fácil será exigir cambios a nivel institucional, pero siempre debemos empezar por lo que está en nuestras manos, porque la salud es algo que depende, en gran medida, de nosotros mismos.

Este enfoque tiene un fuerte componente estoico: debemos controlar aquello que está bajo nuestro control. Podemos pedir cambios y esperar que las futuras generaciones de líderes gestionen mejor estos problemas, pero, mientras tanto, es nuestra responsabilidad hacer lo que podamos por nuestro propio bienestar.

Por último, quiero mencionar a las personas que trabajan en turnos rotativos o que, por cualquier otro motivo, tienen dificultades para acostarse y levantarse siempre a la misma hora. Estas personas, sobre todo las que trabajan en turnos nocturnos, se enfrentan a serias consecuencias para su salud.

Incluso se ha comprobado que es peor trabajar por turnos que tener un horario fijo de noche, ya que el cuerpo sufre más cuando tiene que adaptarse constantemente a cambios en los ciclos de sueño. Cuando somos jóvenes, podemos soportarlo con mayor facilidad, pero, con el tiempo, la producción de melatonina disminuye y nos resulta mucho más difícil ajustarnos. Las consecuencias para la salud se hacen evidentes con la edad.

Mi recomendación en estas situaciones es mantenerse lo más firme posible con los hábitos, dormir en los mismos horarios dentro de lo posible y concienciar a los empleadores de los efectos sobre la salud que tienen este tipo de sistemas sobre sus empleados.

Al final, en todos los casos, somos dueños y responsables de nuestras vidas. Nuestros hábitos son fruto de nuestras decisiones conscientes y tenemos el poder de cambiarlos. Sea cual sea la situación, es posible dormir bien, aunque, por supuesto, en los casos más complicados, la ayuda de un especialista se vuelve imprescindible.

Ya para terminar, en el próximo capítulo veremos los seis pasos del método Roure, que expuse ampliamente en mi primer libro, pero que pueden servirte de guía a la hora de aplicar todo lo que hemos visto también en este.

15

Sigue el método Roure

Ahora sí, estamos llegando al final. Has aprendido que dormir bien no es cuestión de suerte ni fórmulas mágicas, sino el resultado de un conjunto de hábitos y decisiones conscientes que, implementados de manera progresiva, transformarán tu calidad de vida.

A lo largo de este libro, hemos explorado muchas de las causas y hábitos que te impiden un buen descanso. Para el lector atento, probablemente ya son claros los próximos pasos que seguir. Si este es tu caso, te invito a leer este capítulo como un recordatorio para integrar todo lo aprendido. Veremos cómo estructurar tu proceso para recuperar el descanso, por supuesto, utilizando los seis pasos del método Roure.

Como sabes, este proceso es una carrera de fondo, no un esprint. Si pensamos en alguien que se propone cambiar completamente sus hábitos de un día para otro, desde fuera nos parece una barbaridad. Todos tenemos ese amigo que tiende a los cambios radicales. Un mes quiere ser maestro de kung-fu y entrena todos los días, al otro está obsesionado con un influencer que propone levantarse a las cinco de la mañana y al siguiente cumple estrictamente la dieta cetogénica. Al cabo de un tiempo, se siente abrumado, y a los pocos días abandona, listo para buscar la siguiente «fórmula mágica».

Alejandro, uno de mis alumnos, tenía este tipo de tendencia. Durante años, su falta de descanso se había convertido en un círculo vicioso que afectaba a su rendimiento, a su salud, a su estado emocional y a la relación con sus hijos. Un día decidió ponerse en serio con sus hábitos del sueño, cómo no, cambiando todo de golpe: redujo su jornada laboral, se obligó a levantarse a las cinco de la mañana y empezó a hacer ejercicio de forma excesiva. El resultado fue una crisis de ansiedad. Se sentía peor que antes, y en menos de tres semanas, había abandonado todos sus nuevos hábitos. Cuando nos conocimos, pensaba que los hábitos del sueño no funcionaban. Pero ¿cómo iba a pensar diferente? Él creía que lo había hecho todo bien.

Lo que Alejandro no entendía entonces era que cambiar hábitos (y ver resultados) lleva tiempo y estructura.

Como hemos visto, necesitamos pequeños pasos para ver un cambio duradero.

Cuando comenzó de nuevo, esta vez siguiendo el método Roure, los resultados no tardaron en llegar. Alejandro empezó por ajustar su ventana de sueño, luego estableció una rutina nocturna relajante y, por último, sincronizó su ritmo de sueño con su vida diaria y su cronotipo. En pocos meses, había mejorado su descanso, además de sentirse mucho más productivo y en control de su vida. Por lo que me contó, hasta la relación con su pareja y sus familiares había mejorado.

¿Cómo estructuramos los cambios en el caso de Alejandro y en muchos otros? Lo primero que debes entender es que este programa ha ayudado a muchas personas, incluso a aquellas que parecían estar en situaciones sin salida. Casos muy distintos, que incluyen aquellos que llevaban años tomando medicación. Aunque cada persona es única y cada caso debe ser tratado de manera individual, lo que hemos aprendido es que hay una metodología clara que, si se sigue paso a paso, funciona.

El programa está pensado para hacerse de manera grupal, sin perder el enfoque personalizado que se requiere para conseguir el objetivo. De hecho, cuando empecé a hacerlo grupal, no tardé en darme cuenta de que se conseguían resultados más rápido que con las sesiones individuales. Sin duda, la fuerza del grupo es gran parte de lo que lo hace tan efectivo. Lo más importante es seguir el proceso y aplicar las pautas que hemos estado explicando durante todo el libro. A continuación, veremos los seis pilares fundamentales que utilizamos con Alejandro y con muchos otros alumnos para conseguir que volvieran a descansar.

1. Analizar el sueño y buscar la causa

El primer paso para mejorar nuestro descanso es entender qué está sucediendo en nuestra vida que provoca el insomnio. Muchas veces nos enfocamos solo en los síntomas: nos levantamos cansados, no conseguimos conciliar el sueño o nos despertamos varias veces durante la noche. Pero para solucionar el problema es necesario ir más allá de los síntomas y buscar las causas subyacentes. Igual que un médico no trata la fiebre sin investigar la infección que la causa, nosotros no podemos mejorar nuestro descanso sin primero identificar qué está afectando a la calidad de nuestro sueño.

Así que el primer paso es buscar tu causa de mal dormir. Recuerda que hay causas nocturnas, diurnas e internas.

Por ejemplo, Lluïsa, una de mis alumnas, pensaba que

no podía dormir porque estaba haciendo algo mal por la noche. Había probado todo tipo de rutinas y ejercicios para relajarse antes de la hora de irse a la cama y, por supuesto, no habían dado resultado. Estaba haciendo lo mismo que intentar tratar la tos con pomada antifúngica. Si piensas de forma errónea que la causa es otra, ¿cómo vas a intervenir? Juntas nos dimos cuenta de que la causa real estaba en sus días y en cómo se tomaba las cosas a nivel emocional. Al empezar a cambiar eso, pudo volver a dormir perfectamente.

Consejo práctico: para identificar qué factores están afectando a tu sueño, dedica unos minutos cada día para completar tu diario del sueño. Anota a qué hora te acuestas, a qué hora te despiertas, cuántas veces te despiertas durante la noche y cómo te sientes al despertar. También es importante que apuntes lo que haces durante el día, como puede ser el ejercicio que practicaste y a qué hora, si cenaste tarde, si hubo mucho ruido, si tuviste algún problema en casa o en el trabajo, si te sentiste especialmente estresado, etcétera. Este diario te ayudará a detectar detalles que quizá antes pasabas por alto. En poco tiempo, comenzarás a ver patrones que te ayudarán a identificar qué está impidiendo que descanses bien.

2. Controlar la noche

Una vez identificadas las causas que pueden estar afectando a nuestro sueño, el siguiente paso es controlar el entorno nocturno. Para ello, empezamos a trabajar en la noche, ya que mejorar el descanso nocturno es clave. Una de las grandes fortalezas de esta metodología es que busca que empieces a dormir bien rápidamente, lo que te proporciona la energía y la vitalidad necesarias para luego poder trabajar en los hábitos diurnos. No es lo mismo intentar relajarte o hacer cambios en tu día cuando aún estás durmiendo mal y te falta esa fuerza para hacerlo. Por eso, centrarse en mejorar las noches desde el principio es fundamental para el éxito del proceso, ya que nos permite abordar las causas que perpetúan el mal dormir.

Dormir bien no solo depende de lo que hacemos durante el día, sino también de cómo gestionamos la noche, sobre todo esos microdespertares de los que hablábamos al principio del libro.

Es verdad que el entorno tiene cierta influencia. Uno adecuado para el sueño se basa en tres pilares fundamentales: temperatura, luz y ruido. Mantener una temperatura fresca en la habitación, reducir al máximo las fuentes de luz y eliminar el ruido puede ayudarnos a mejorar la calidad del sueño.

Sin embargo, cómo reaccionamos cuando despertamos a mitad de la noche es también muy importante. Este paso resulta crucial para eliminar los despertares durante la madrugada. Lo que hagas en ese momento determina que estos desaparezcan o que sean los culpables de que sigas despertándote siempre durante la noche, incluso a la misma hora.

Además, es importante crear una rutina nocturna. Nuestro cuerpo y nuestra mente responden muy bien a la previsibilidad, y tener una rutina consistente antes de dormir le dice al cerebro que es hora de relajarse y prepararse para el descanso.

Consejo práctico: si no tienes una rutina nocturna, empieza por algo sencillo. Establece una serie de actividades relajantes que repitas cada noche antes de ir a la cama. Puede ser algo tan simple como leer durante quince minutos, practicar respiración profunda o incluso escribir en un diario. El objetivo es enviar señales claras a tu cerebro de que ha llegado la hora de dormir y, para ello, la consistencia es importante.

3. Sincronizar los ritmos

El tercer paso es restaurar el ritmo circadiano, que regula tanto el sueño como otros ritmos del cuerpo, como los hormonales y de temperatura. Para mejorar el descanso, es esencial alinearlos.

De igual manera, introducir una buena rutina de mañana es ideal para empezar el día. Sabemos que el sueño empieza a fabricarse cuando nos despertamos por la mañana y es muy importante darle señales al cerebro de que ya ha empezado el día.

Una de las principales causas de insomnio es la irregularidad en los horarios de sueño, algo bastante común cuando pasamos por periodos de inactividad laboral, como le sucedió a Clara, una de mis alumnas. Clara había trabajado toda su vida con un horario muy estructurado, pero al entrar en un año sabático, sus tiempos comenzaron a descontrolarse. Al principio, disfrutaba de la libertad de no tener un despertador que la obligara a levantarse temprano. Se acostaba tarde viendo series, y cada día se despertaba a una hora distinta, según se lo permitiera su cuerpo. Lo que comenzó como una forma de relajarse terminó por afectar a su energía, a su estado de ánimo y, por supuesto, todo lo demás vino en cascada: el bienestar personal, la dieta, las relaciones...

A pesar de dormir muchas horas algunos días, se despertaba sintiéndose cansada, con la mente nublada y sin ganas de hacer nada. Sus patrones de sueño estaban completamente desincronizados de su ritmo circadiano natural. Cuando analizamos su situación, quedó claro que la falta de un horario fijo era una de las causas principales. El cuerpo necesita rutinas para regularse, y cada vez que alteramos nuestros horarios, estamos forzando a nuestro reloj biológico a adaptarse, lo que puede llevar días o incluso semanas, como experimentamos con el jet lag cuando viajamos a otro continente.

A Clara conseguimos establecerle unos horarios de dormir y despertar, fines de semana incluidos. También empezó a exponerse a la luz natural nada más levantarse, lo que ayudó a su cerebro a entender que era el momento de activarse. En menos de un mes, Clara ya dormía igual que antes y recuperó sus niveles de energía durante el día. Su cuerpo había vuelto a sincronizarse con su ritmo natural.

Consejo práctico: revisa tu diario de sueño y analiza cómo son tus horarios y cuál es tu rutina en los primeros minutos después de tu despertar. Incluso si no has dormido bien, es importante levantarte a la misma hora cada día, sí, también fines de semana y festivos. Además, exponerte a la luz natural por la mañana ayuda a regular tu reloj biológico. Sal para caminar al aire libre o simplemente abre las cortinas para dejar que la luz del sol entre en tu casa.

4. Mejorar tus hábitos de día

En el punto cuatro, nos enfocamos en trabajar el día, lo que complementa el trabajo realizado sobre la noche. Aquí abordamos los hábitos diurnos, lo que comúnmente se conoce como higiene del sueño. Esto incluye aspectos clave como la alimentación, el ejercicio físico y la gestión de la ansiedad. En el programa del método Roure, contamos con un equipo especializado: un nutricionista que nos orienta en alimentación, una entrenadora personal para el ejercicio físico y una coach que nos ayuda a gestionar la ansiedad con técnicas de atención plena, relajación y cómo detener los pensamientos intrusivos.

Nuestros hábitos diurnos, como la alimentación, el ejercicio y la gestión del estrés, tienen un impacto directo sobre la calidad de nuestro sueño. Cada decisión que tomamos a lo largo de la jornada afecta a nuestra capacidad para relajarnos y descansar cuando llega la noche. Lo que comemos y cuándo lo hacemos puede ayudar o sabotear nuestro descanso. El consumo excesivo de cafeína o alcohol durante el día puede alterar los ciclos de sueño, al igual que no tener una dieta rica en triptófano.

A menudo, simplemente con cambiar la dieta y establecer unos horarios de comida estables, el problema mejora muchísimo. Por supuesto, aquí es donde es muy importante haber hecho bien el trabajo del primer paso, ya que, si has identificado que esta es una de tus causas de mal dormir, será más fácil poner atención en ello. A menudo nos resulta complicado aceptar la realidad de la comida y nuestra dieta, porque la estamos utilizando para cubrir otros temas emocionales. Por ello se hace imprescindible un acompañamiento profesional.

Consejo práctico: evita las cenas copiosas antes de acostarte. Lo ideal es cenar al menos dos horas antes de ir a la cama, optando por alimentos ligeros y ricos en triptófano, como el plátano o los frutos secos.

Limita la cafeína y el alcohol, sobre todo las últimas horas del día. Aunque el alcohol puede dar una sensación inicial de somnolencia, interfiere con las fases más profundas del sueño, lo que afecta la calidad del descanso.

Frena la bola de nieve de la preocupación y la activación mental. Haz pausas a lo largo del día para reducir el estrés y desconectar mentalmente. Esto ayudará a que la mente no llegue sobrecargada a la noche, facilitando que te quedes dormido. También puede ayudar incorporar una siesta breve durante el día, de quince a veinte minutos, siempre antes de las cuatro de la tarde. La siesta debe ser corta y evitar entrar en sueño profundo, para no despertar con sensación de resaca y afectar la calidad del sueño nocturno.

Por último, realiza ejercicio moderado durante el día, pero trata de evitarlo en las últimas horas antes de dormir, ya que podría activar el cuerpo.

Recuerda que estos ajustes en tus hábitos diurnos tienen un impacto acumulativo. A medida que tu cuerpo se habitúe a estos cambios, empezarás a notar cómo mejora tu descanso... Hacerlos solamente unos días, incluso una o dos semanas, no tendrá efecto alguno. Debes ser consistente.

5. Controla y calma tu mente

El siguiente paso se centra en las creencias y en la educación emocional. Aquí es donde fallan muchas personas y es que, a menudo, nos olvidamos de que cómo gestionamos todo lo que nos toca vivir en el día a día impacta en nuestro descanso.

En este punto, trabajamos en cómo nuestros pensamientos influyen en nuestro bienestar y, además, tocamos el crecimiento personal. Abordamos patrones como la autoexigencia, la dificultad para poner límites y la necesidad de control, ya que estos comportamientos pueden afectar tanto a nuestra salud emocional como a nuestro descanso. Este paso nos ayuda a identificar y transformar estas creencias limitantes, fomentando una actitud más saludable y equilibrada en nuestra vida diaria.

Con frecuencia, no es la falta de sueño lo que nos mantiene despiertos, sino nuestra incapacidad para desconectar de las preocupaciones diarias. Es posible que tu mente tienda a rumiar pensamientos, sobre todo cuando el día ha estado lleno de tensiones. Nos acostamos pensando en todo lo que no hemos hecho, en lo que tenemos que hacer al día siguiente o en problemas que no hemos resuelto. Este estado de alerta mental activa nuestro sistema de «lucha o huida», lo que impide que el cuerpo y el cerebro entren en el estado de relajación necesario para conciliar el sueño.

Para Viviana, una de mis alumnas, la autoexigencia era su mayor enemiga. Viviana había tomado una identidad perfeccionista, y se sentía cómoda con ella. Sin embargo, llevaba años luchando contra el insomnio y, aunque seguía todos los consejos relacionados con la alimentación y el entorno nocturno, continuaba sin poder dormir bien.

El problema, como descubrimos, no estaba en lo que hacía, sino en cómo gestionaba sus emociones y exigencias internas. Antes de acostarse, su mente seguía repasando cada tarea pendiente y lo que podía haber hecho mejor durante el día. Esto la mantenía en un estado de alerta constante que le impedía relajarse.

El primer paso para Viviana fue soltar esta identidad. ¿Qué nivel de autoexigencia requiere una persona que se considera perfeccionista? Es una identidad de alto mantenimiento emocional que nos acaba quemando. En el programa, le enseñamos a establecer límites claros entre su vida laboral y personal, y a aceptar que no todo tenía que estar bajo control para que ella pudiera descansar. Además, comenzó a practicar técnicas de relajación y mindfulness cada noche antes de dormir. Durante quince minutos, se sentaba en la cama y realizaba ejercicios de meditación guiada, lo que la ayudaba a calmar su mente y a desconectar de las preocupaciones del día.

En pocas semanas, Viviana empezó a notar cambios. La práctica constante de estos ejercicios le permitió reducir el tiempo que tardaba en conciliar el sueño y despertarse menos durante la noche. Más importante aún, Viviana dejó de sentirse culpable por no ser «perfecta», lo que liberó su mente del estrés que ella misma se había impuesto.

Consejo práctico: si te resulta difícil desconectar al final del día quizá hayas acelerado demasiado tu mente durante la jornada. Aprender a gestionar mejor todo lo que nos toca vivir es una parte muy importante en el programa.

Además, te puedes ayudar de estos ejercicios de relajación:

- Ejercicio de respiración profunda: siéntate en la cama con la espalda recta, cierra los ojos y concéntrate en tu respiración. Inhala profundo por la nariz, mantén el aire unos segundos y exhala despacio por la boca. Repite esto durante unos minutos, centrándote en el ritmo de tu respiración y dejando que los pensamientos fluyan sin intentar controlarlos.
- Meditación guiada: puedes utilizar aplicaciones o grabaciones de meditación guiada que te ayuden a relajar la mente. Estas meditaciones suelen estar diseñadas para centrar tu atención en el presente y liberar el estrés acumulado del día.

Establecer un ritual de relajación antes de dormir es una de las mejores formas de entrenar a la mente para que asocie el final del día con la calma.

6. Evitar las recaídas

Haber llegado hasta aquí es un logro importante. Has aprendido a identificar las causas de tu mal descanso, a controlar tu entorno nocturno, a sincronizar tus ritmos, a mejorar tus hábitos diurnos y a calmar tu mente. Sin embargo, el verdadero reto comienza ahora: mantener los avances y evitar las recaídas. Todos tenemos días difíciles, y es en esos momentos cuando podemos sentir la tentación de volver a viejos hábitos, lo que pone en riesgo todo el progreso logrado.

Es importante recordar que el camino hacia un buen descanso no es lineal. Habrá noches en las que, a pesar de haber hecho todo «bien», las preocupaciones o el estrés te impidan dormir. Y no pasa nada. Lo fundamental es no permitir que una mala noche se convierta en una excusa para abandonar los hábitos que tanto te ha costado construir.

Un ejemplo perfecto es el caso de Laura, una de mis alumnas que, tras varias semanas de mejora, tuvo unas tres o cuatro malas noches de mal sueño que casi la hicieron retroceder. Laura había seguido con éxito todos los pasos del programa, y su sueño había mejorado notablemente. No obstante, una noche tras un día muy estresante en el trabajo la hizo pasar varias horas despierta, reviviendo preocupaciones y tensiones. Al día siguiente, estaba agotada y desanimada. En lugar de ver esa noche como un incidente aislado, Laura empezó a dudar de si todo el esfuerzo había valido la pena. Las siguientes noches fueron parecidas. «Esto no está funcionando», pensó. En ese momento, estuvo muy cerca de volver a sus viejos hábitos, incluido el uso de pastillas para dormir y quedarse en la cama durante la mañana para compensar la falta de sueño.

Lo que ayudó a Laura fue tener un plan de acción para momentos difíciles y contar con una comunidad de apoyo. En lugar de rendirse, se recordó a sí misma que ya había logrado un gran avance y que esa mala semana no determinaba todo su progreso. Además, compartió sus frustraciones con un grupo de apoyo que estaba pasando por experiencias similares, lo que la ayudó a mantenerse firme y no retroceder.

También le ayudó que le hiciese ver de forma objetiva que esas noches «malas» de sueño no eran ni mucho menos las que tenía antes de entrar al programa. Muchas veces, cuando conseguimos grandes cambios, nos olvidamos de dónde venimos y ponemos el listón mucho más alto.

Muchos me dicen al entrar al programa «Yo con dormir cinco horas seguidas tengo suficiente», aunque pocas semanas después, cuando ya lo han conseguido, están insatisfechas y quieren seis o siete horas. ¡Pues claro que sí! Es bueno marcarse objetivos y siempre puedes mejorar. Pero también es importante apreciar lo que has conseguido y el progreso que has vivido. De lo contrario no estarás nunca satisfecho.

Consejo práctico: para evitar las recaídas, te ayudará tener un plan para mantenerte en el buen camino cuando las cosas se compliquen. Aquí te dejo algunas estrategias:

- Vuelve a lo básico: si tienes una mala noche o una mala racha, no te desesperes. Vuelve a las bases que ya conoces: ajusta tu rutina, asegúrate de que tu entorno sigue siendo adecuado para dormir y mantén tus hábitos diurnos en orden.
- No te culpes: todos tenemos noches malas de vez en cuando. En lugar de castigarte por ello, recuérdate que el progreso no se mide por una sola noche, sino por la tendencia general.
- Establece un sistema de apoyo: contar con personas que te apoyen es crucial para mantener la motivación. Puede ser un grupo de amigos, familiares o incluso una comunidad online de personas que están luchando por mejorar sus hábitos de sueño como tú.
- Registra tus avances: llevar un diario del sueño no solo te ayuda a identificar patrones, sino también a

ver cómo has mejorado. En los días difíciles, revisar ese progreso puede ser muy motivador.

- Ten un plan de emergencia para esos días en los que sientas que puedes recaer, ten un plan en mente. Puede ser algo tan simple como leer un capítulo de un libro relajante, hacer un ejercicio de respiración profunda o practicar una meditación guiada.

Recuerda que lo más importante no es la perfección, sino la consistencia a largo plazo. Una noche mala no borra semanas de progreso, y cada vez que te enfrentas a estos desafíos, te vuelves más fuerte y resiliente.

El camino hacia un buen descanso no es fácil, pero con paciencia, constancia y los pasos adecuados, es absolutamente posible. Has llegado hasta aquí porque estás comprometido a mejorar tu calidad de vida y recuperar esas noches de descanso profundo que tanto mereces. Recuerda que cada pequeño cambio cuenta y que el progreso real se construye día a día.

Si en algún momento te sientes atascado o necesitas un empujón adicional, no dudes en buscar apoyo. Estoy aquí para ayudarte en este viaje. A través de mis programas, libros y recursos he trabajado con muchas personas que, como tú, querían mejorar su descanso. Juntos hemos logrado grandes resultados. Si sientes que necesitas una guía más cercana o deseas profundizar en alguno de los aspectos que hemos visto en este libro, estaré encantada de acompañarte.

Puedes ponerte en contacto conmigo para más información sobre mis programas o simplemente para resolver cualquier duda que tengas. No estás solo en este proceso, y estoy aquí para ayudarte a dar ese próximo paso.

16

Empieza ahora a dormir mejor

Has llegado hasta el final de este libro. Has recorrido un camino lleno de reflexiones, ejemplos, consejos prácticos y pasos detallados para mejorar tu sueño. A estas alturas, ya no hay duda de que sabes lo que tienes que hacer para empezar a descansar mejor. Sin embargo, llegados a este punto, una pregunta fundamental flota en el aire: ¿vas a pasar a la acción ahora o dejarás que todo lo aprendido quede en simples palabras?

Como profesional del sueño, solo puedo recomendarte que no te quedes en la intención. La información es solo el primer paso, pero el verdadero cambio proviene de la acción. Piensa en todo lo que has leído como las piezas de un rompecabezas, listas para ser ensambladas. Tienes en tus manos el poder de transformar tus noches, tus días, tu energía y, en definitiva, tu vida. Pero, para que eso ocurra, debes empezar ahora.

El primer paso es el más difícil..., pero también el más importante.

Puede que te sientas tentado a pensar que aún no estás listo, que hay algo más que necesitas aprender o entender antes de poder empezar a implementar los cambios que hemos discutido. Es normal que esa duda aparezca. Es la voz de la inercia, la que te ha mantenido en la misma situación hasta ahora. Pero quiero que te quede algo muy claro: nunca estarás completamente preparado hasta que empieces.

Recuerda que no se trata de hacer grandes cambios de golpe, sino de dar pequeños pasos consistentes que suman grandes resultados a lo largo del tiempo. Así que, en lugar de esperar el momento perfecto o una motivación sobrenatural que te impulse a actuar, tan solo empieza. El primer paso puede ser tan simple como ajustar tu rutina nocturna esta misma noche, poner el despertador a la misma hora al día siguiente o salir a caminar por la mañana para recibir un poco de luz natural.

Como dijo uno de mis alumnos, «El verdadero cambio no ocurre cuando te preparas perfectamente, sino cuando decides empezar, aunque te sientas imperfecto». Las excusas solo prolongan el malestar y, a la larga, nos impiden conseguir nuestros objetivos en la vida.

Es probable que en tu mente aparezcan una serie de

razones por las que crees que no puedes empezar ahora. Quizá pienses que tu vida es demasiado caótica, que tu trabajo te lo pone difícil, que tu situación familiar es única o que tu caso es diferente. Te invito a recordar que todos tenemos obstáculos. Todos lidiamos con situaciones difíciles, pero lo que importa no es el obstáculo en sí, sino cómo lo abordas.

Sabes que las consecuencias no son solo la falta de energía o el mal humor. Sabes que va más allá. Afecta a tus relaciones, a tu trabajo, a tu salud y, sobre todo, a tu bienestar emocional. Cada día que pospones implementar un cambio es otro en que permites que el cansancio y el agotamiento se apoderen de tu vida.

Aunque ahora parezca difícil, te garantizo que tu caso no es la excepción, sino una variación de lo que ya hemos visto a lo largo de este libro. Así que, en lugar de enfocarte en lo que no puedes controlar, empieza por cambiar aquello que sí está en tus manos.

Es posible que desde el miedo te estés preguntando «¿Cuánto tiempo tardaré en notar los resultados?». Y la respuesta es sencilla: eso dependerá de ti. No es un proceso milagroso que ocurra de la noche a la mañana, pero si mantienes la constancia, te aseguro que empezarás a ver cambios en cuestión de semanas. Los hábitos que hemos visto, desde controlar tu entorno nocturno hasta gestionar tus emociones, son acumulativos, como cavar un surco. Cada vez que pasas la pala por este, se hace más y más profundo, hasta que consigues tener una zanja donde antes había un suelo llano.

El éxito no se mide por un día o una semana, sino por tu constancia a largo plazo. Cada día que te mantengas fiel a los hábitos que has comenzado, estarás más cerca de consolidar el descanso que tanto buscas. Habrá veces que todo fluya y te despiertes lleno de energía, pero también habrá noches difíciles. Y eso está bien. Es parte del proceso.

Siguiendo este método con constancia, no necesitas depender de productos milagrosos, pastillas o soluciones externas. Todo lo que requieres para mejorar tu sueño ya lo tienes: tu capacidad para implementar cambios, tu voluntad para mantenerlos y tu compromiso contigo mismo. El descanso que buscas no vendrá de fuera, sino de las acciones que decidas tomar a partir de ahora.

A veces nos olvidamos de que somos más capaces de lo que creemos. Tu cuerpo sabe cómo descansar. Dormir bien es algo natural para el ser humano, y si le das las herramientas adecuadas, tu cuerpo encontrará el camino de vuelta al descanso. Lo que has aprendido en este libro es simplemente una guía para ayudarlo a recordar cómo hacerlo.

Así que, te pregunto: ¿cuál será tu primer paso hoy?

No importa si es pequeño o grande, lo importante es que lo des. Si no haces nada diferente hoy, mañana estarás en el mismo lugar. Pero si decides hacer un pequeño cambio ahora mismo, habrás iniciado el proceso de transformación.

Por último, quiero que sepas que no estás solo en este proceso. Muchas personas han pasado por lo mismo que tú, se han enfrentado a los mismos desafíos y han logrado superar sus problemas de sueño. Si en algún momento sientes que te falta motivación o que no sabes por dónde continuar, recuerda que siempre puedes contar conmigo.

A lo largo de estos años, he ayudado a muchas personas a recuperar su descanso, y estaré encantada de acompañarte también a ti en este camino. Si necesitas apoyo adicional, recursos personalizados o simplemente compartir tus avances, no dudes en ponerte en contacto. El primer paso lo das tú, pero no tienes que hacerlo solo.

Has llegado hasta aquí, y eso ya es un gran logro. Ahora es momento de poner en práctica todo lo que has aprendido y empezar a construir ese sueño reparador que cambiará tu vida.

Agradecimientos

En los últimos años he introducido en mi vida un hábito que creo que es el que más me ayuda a tener la mente serena y a poder vivir y disfrutar de mi vida. Ese hábito es el del agradecimiento. Diariamente mañana y noche agradezco por lo que soy, lo que aporto y lo que recibo. Por el cariño de las personas que están a mi alrededor y por las palabras de gratitud que me hacen llegar cientos de lectores.

Agradecer se ha convertido en mi aliado.

Y públicamente quiero agradecer a mis padres y hermanos y a mis amigas el acompañarme en este proceso de cambio en mi vida. Vosotros me habéis dado las palabras de ánimo, la confianza y la fuerza para transitar este crecimiento que me permite impactar cada vez a más personas.

A Oriol por volver a confiar en este segundo libro y a Sandra por hacerlo posible.

A Sonia y Marcel, que me abren la mente, me acompañan en este crecimiento y me ayudan a pensar en grande.

A Jesús por estar ahí día a día.

A mi abuela, que se fue de este plano mientras yo escribía este libro, que siempre está conmigo recordándome que la felicidad se encuentra en la sencillez y en las pequeñas cosas de la vida.

Y, sobre todo, a Joel por abrirme los ojos y a Joana por ser espejo de mi niña interior.

Y a todos vosotros lectores, que me habéis animado a seguir escribiendo para ayudaros a vivir mejor vuestros días para, así, tener mejores y felices sueños.